# 医学机能学

主　编　任　旷　沈　楠
副主编　王艳春　马建康
编　者（按姓氏笔画排序）
　　　　马建康　王艳春　田　晶　朱辛为
　　　　任　旷　杨淑艳　沈　楠　顾饶胜

中国医药科技出版社

# 内 容 提 要

　　《医学机能学》是基础医学的重要组成部分，是利用动物实验的方法研究机体机能活动的机制和规律，药物对机体机能活动的影响的机制和规律的学科。本书编写内容以药物对机体的影响为主线，讨论机体的机能活动发生病理改变时，如何通过药物对机体的作用使之转化为生理活动；选材贯彻思想性、科学性、先进性、实用性原则；编写内容少而精，概念准确、清楚，语言简练易懂。适合广大医药院校基础课教学使用。

**图书在版编目（CIP）数据**

　　医学机能学/任旷，沈楠主编.—北京：中国医药科技出版社，2008.9

　　ISBN 978-7-5067-3787-6

　　Ⅰ.医… Ⅱ.①任…②沈… Ⅲ.机能（生物）—人体生理学

Ⅳ.R33

　　中国版本图书馆 CIP 数据核字（2008）第 139842 号

美术编辑　陈君杞
版式设计　郭小平

出版　中国医药科技出版社
地址　北京市海淀区文慧园北路甲 22 号
邮编　100082
电话　发行：010-62227427　邮购：010-62236938
网址　www.cmstp.com
规格　787×1092mm $\frac{1}{16}$
印张　11
字数　247 千字
版次　2008 年 9 月第 1 版
印次　2021 年 7 月第 7 次印刷
印刷　北京市密东印刷有限公司
经销　全国各地新华书店
书号　ISBN 978-7-5067-3787-6
定价　**21.50 元**
本社图书如存在印装质量问题请与本社联系调换

# 编 写 说 明

　　《医学机能学》是基础医学的重要组成部分，是利用动物实验的方法研究机体机能活动的机制和规律，药物对机体机能活动的影响的机制和规律的学科。《医学机能学》独立成为一门新的学科是近几年基础医学教育教学改革的重大成果。随着以器官为中心、以系统为中心的医学教学观念影响的深入，在基础医学教育阶段力争为医学生尽早建立整体医学的概念，我们打破学科间界限，利用生理学、病理生理学和药理学各学科之间的有机联系，将原来分散的教学内容进行系统整合，减少重复和部分验证性实验的内容，增加综合实验和学生自主实验内容，使教学内容和手段适合提高学生动手能力、分析问题和解决问题能力以及自主获取知识的能力。

　　编写内容以药物对机体的影响为主线，讨论机体的机能活动发生病理改变时，如何通过药物对机体的作用使之转化为生理活动；选材力求贯彻思想性、科学性、先进性、实用性原则；编写时力求内容少而精，概念准确、清楚，语言简练易懂。本教材由我院生理学教研室、病理生理教研室、药理学教研室和机能实验中心的教师共同完成。由于《医学机能学》的教学还处于探索阶段，加上我们缺乏经验，本教材难免有不足之处，望广大读者和同仁不吝赐教，以便我们在再版时改正。

任旷　沈楠

2008 年 6 月

# 目录

## ● 第七章　机能学整合实验

## ● 第八章　学生自主设计性实验

## ● 附录

# 第一章

# 绪　论

## 一、概　述

医学机能学（medical functional sciences）是以机体的机能活动为观察对象，研究正常机体机能活动的变化规律、病理状态下的变化特点及药物对机能活动影响的一门基础医学实验学科。医学机能学涉及生理学、病理生理学、药理学等基础医学知识，并将这些内容进行科学地系统整合，形成的一门相对独立的实验学科。

医学机能学的观察指标可按性质分为：

（1）功能指标　如心率、血压、呼吸频率、心电图、脑电图、肌肉收缩、动作电位等。

（2）生化指标　血浆和组织中各种酶的活性、pH、血红蛋白含量、代谢产物含量等。

（3）形态指标　大体形态观察（器官大小、重量、外观改变等）；镜下形态观察（光镜下细胞、组织形态和结构的改变等）。

## 二、医学机能学教学目的

医学机能学是一门实践科学。培养高素质的医学人才，必须注重实践能力、分析问题和解决问题的能力、创新能力的培养。医学机能学在保留了部分经典的电生理、人体生理和药理实验的基础上，将生理学、药理学及病理生理学知识的实验内容有机地结合起来，使学生通过实验，掌握基本的操作技能，并通过各种病理实验模型的制备、药物及其他方法的救治，将生理、药理及病理生理融会贯通。在实验过程中，培养学生严肃的工作态度、严谨的科学作风和严密的科学思维，学习观察、记录、比较分析及综合实验结果的方法，为培养学生的科学研究思维和科学研究能力奠定良好的基础。

### 三、医学机能学的教学要求

**（一）实验前**

（1）仔细阅读实验教程，了解实验的目的、要求、操作方法及实验操作重点，领会实验原理。

（2）结合实验内容，复习相关理论，尽可能预测实验各个步骤应得的结果，注意实验中可能发生的误差，以便及时纠正操作上的错误。

**（二）实验时**

（1）遵守课堂纪律和实验室守则。

（2）清点所用器材和药品，检查仪器的功能，并正确调试仪器，按实验步骤操作，准确计算给药量。

（3）仔细观察实验过程中出现的现象，做好原始记录并结合所学理论分析实验结果。

**（三）实验后**

（1）将实验用具整理就绪　所用器材擦洗干净，按实验前的布置整理放好；检查仪器性能状况，填写使用单；如有损坏、短缺，立即报告实验教师。

（2）值日同学要做好实验室清洁卫生工作，关好门、窗、水、电，方能离开实验室。

（3）整理实验记录，做出实验结论，认真书写实验报告，做到文字简练、通顺，书写清楚，客观地填写和叙述实验结果与分析，按时交给实验教师评阅。

### 四、实验室规则

（1）学生必须穿实验工作服，遵守课堂纪律，不得迟到、早退或随意缺席。

（2）学生领取实验器械清点后签字。实验完毕后，实验器械必须擦拭干净归还老师。若有损坏或遗失，按规定赔偿。

（3）实验时不得进行任何与实验无关的活动。在教师的指导下按操作程序进行实验，准确记录实验数据并完成实验报告，保持实验室安静，严禁喧哗、打闹。

（4）正确使用计算机，严格按照要求操作。出现异常情况时应立即停止使用，不许擅自打开主机盖板检查。严禁连续开、关机，严禁在计算机上玩游戏、随意新建或删除文件。

（5）保持实验室整洁，动物尸体及废弃的实验用品应统一放置在指定地点，按规定处理。

（6）实验完毕要做好实验室清洁工作，离开实验室必须关好门窗、水龙头，切断电源。最后请老师检查验收后方可离开。

### 五、实验报告的书写要求

实验报告是学生完成实验后，对实验工作给予的简单、扼要的文字小结。通过书写实验报告，可以学习和掌握科学论文书写的基本格式、图表绘制、数据处理、文献资料查阅的基本方法，并利用实验资料和文献资料对结果进行科学的分析和总结，提高学生分析、综合、概括问题的能力，为今后撰写科技论文打下良好的基础。学生应按教师的要求，按时完成实验报告。下面介绍实验报告的书写要求。

（1）实验报告格式

①实验者姓名、学号、专业、班级、实验室、组别。

②实验编号与题目。

③实验目的。

④实验方法　一般不必详尽描述，如有实验仪器与方法临时变动，或因操作技术影响观察的可靠性时，可做简要说明。

⑤实验结果　是实验中最重要的部分。目前，医学论文多采用三线表、直方图、曲线或文字描述等方式表达实验结果。要求把实验过程获得的数据、曲线、文字等原始资料加以整理填入实验报告的适当位置。

⑥讨论与结论　讨论是运用已知的理论对观察到的实验现象进行解释、推理和分析。要判断实验结果是否为预期，如果出现非预期结果，应该考虑和分析其可能原因。实验结论是从实验结果中归纳出的一般的、概括性的判断，即实验所能验证的概念、原则或理论的简明总结。结论中不要罗列具体的结果。在实验中未能得到充分证明的理论分析不应写入结论。

（2）书写实验报告注意事项

①书写报告应注意文字简练、通顺，书写整洁、清楚，正确使用标点符号。

②实验的结论和讨论的书写是富有创造性的工作，应该严肃认真，不应盲目抄袭书本，严禁抄袭别人的作业。参考课外读物，应注明出处。

（任　旷）

# 第二章　常用实验动物和动物实验基本知识

## 第一节　实验动物的基本知识

实验动物是经科学育种、饲养、繁殖，专供生物医学实验用的动物。它们具有生物学特性明确、遗传背景清楚、经微生物学控制、对刺激敏感性和反应性一致的特点，以利于仅用少量动物即能获得精确、可靠的实验结果，并具有良好的可重复性。实验动物可以复制多种人类疾病模型，探讨疾病及药物等因素对患病机体机能、代谢、形态等方面的影响，既方便、有效、可比性强，又易于管理和操作，是医学机能学最常应用的实验对象。

### 一、常用实验动物的种类、特点及选择

医学机能学常用的实验动物有：蟾蜍、小鼠、大鼠、豚鼠、家兔、猫、狗等，虽然它们的体形、大小、外貌以及生活习性明显不同，但却有共同的生物学特性：①在生物进化上比较完善，它们的消化系统、循环系统、神经系统等均与人类相似，故对药物的反应常接近人类；②对外界环境中的光线、温度、湿度、声音、电流、机械刺激及使人致病的病原微生物、毒素、药用化学制品等都比较敏感，而且不同的动物对不同的病原微生物及外来刺激的反应性各不相同；③实验动物饲养成本较低、占地面积小，易于饲养管理；④成熟年龄早、妊娠期短、生殖力强、易于繁殖。本章仅讨论用于教学实验的常用动物。

#### （一）常用实验动物的种类及其特点

（1）蟾蜍（toad）　属于两栖纲、无尾目、蟾蜍科。蟾蜍属于两栖类变温动物，皮肤光滑湿润，有腺体，无鳞片。心脏有两个心房、一个心室，心房、心室区分不明显，动、静脉血液混合。用蟾蜍腓肠肌和坐骨神经可观察外周神经与肌肉的功能；刺激蟾蜍皮肤可用于观察反射弧；蟾蜍的心脏适于研究心脏的生理功能；蟾蜍还可用于脊髓休克、脊髓反射、微循环等实验。

（2）小鼠（mouse）　属于哺乳纲、啮齿目、鼠科。其性成熟早、繁殖周期短、产仔多、生长快，饲料消耗少，温顺易捉，操作方便、价格低廉。由于它对

多种病原体易感染、可复制多种疾病模型，还可以用于实验性肿瘤、血清及疫苗等生物鉴定及遗传性疾病等研究。但不同品系的小鼠对同一刺激的反应性差异较大。常用体重为 18~28g。

（3）大鼠（rat） 亦属鼠科。其性情不如小鼠温和，受惊时易咬人，雄性大鼠常因斗殴而相互咬伤，但具备小鼠的其他优点。大鼠的解剖结构更接近人类，可以复制多种人类疾病模型，对使人类致病的微生物敏感，对药物的反应常与人类一致，且其体积较大，易操作，故在医学实验中应用极广，常用于水肿、炎症、休克、心功能不全、败血症、黄疸、肾功能不全等。大鼠的实验动物模型比较稳定，一些在小鼠身上不便进行的实验可以选用大鼠。常用品种有 Wistar 大鼠、Sprague-Dawley 大鼠。常用体重为 150~300g。

（4）豚鼠（guinea pig） 属于哺乳纲、啮齿目、豚鼠科。胆小、性情温顺，生活在干燥、清洁、安静的环境中。豚鼠分短毛、长毛和硬毛三种，因后两种对疾病过于敏感，不宜用于实验。豚鼠生长迅速、繁殖快，抵抗力强，易饲养。豚鼠的耳蜗对声音敏感；自身不能合成维生素 C，完全依赖外界补给。常用于听力实验、变态反应、维生素 C 缺乏、酸碱平衡紊乱等实验。常用体重为 300~500g。

（5）家兔（rabbit） 属于哺乳纲、兔形目、兔科，为草食哺乳动物。家兔性情温和、柔顺、胆小怕惊、繁殖力强，但抗病力稍差，喜欢干燥凉爽环境。家兔品种多，实验中常见的有四种：①青紫蓝兔：体质较壮、适应性强、易于饲养、生长较快；②中国本地兔（白家兔）：其特点似青紫蓝兔，但抵抗力较差；③新西兰白兔：是近年来引进的优良品种；④大耳白兔：耳朵大、血管清晰、白色皮肤，但抵抗力较差。家兔在机能学实验教学中应用广泛。家兔的减压神经在颈部与迷走神经、交感神经分开走行而单独成为一束，常用于研究减压神经与心血管活动的关系；还可用于呼吸运动调节、泌尿功能调节及神经放电活动的实验研究；也可用于水肿、酸碱平衡紊乱、钾代谢紊乱、缺氧、炎症、发热、休克等病理模型的制作。此外，可广泛用于疾病的防治研究。常用体重为 2~3kg。

（6）猫（cat） 属于哺乳纲、食肉目、猫科。猫的大脑和小脑均很发达，猫眼能按光线的强弱变化灵敏地调节瞳孔的大小。因猫具有极为敏感的神经系统，是脑神经功能研究的较好实验对象。还可以做去大脑僵直、瞳孔反射调节、心血管反射调节及呼吸功能调节实验等。常用体重为 1.5~2.5kg。

（7）狗（dog） 属哺乳纲、食肉目、犬科。狗为杂食动物，对外界环境适应性强，易驯服。其嗅觉、视觉、听觉均很灵敏，神经系统、血液系统、消化系统、循环系统都很发达，与人类相似，是目前应用最多的大动物。常用于上述各系统的实验研究，如冠状动脉血液循环、体外循环、高血压等。狗经过训练能较好地配合实验，故可以用于慢性实验，如慢性毒性实验、高血压的实验治疗等。常用品种有四系杂交犬、比格犬等。常用体重为 9~15kg。

**（二）实验动物的选择**

实验动物特点不同、用途各异，因此，应根据实验内容选择合适的实验动物，方能达到实验目的。实验动物的选择直接关系到实验的成败。

1. 实验动物的选择原则

（1）选择与人体结构、机能、代谢及疾病特征相似的动物 从进化角度看，实验动物越进化，则其结构、机能、代谢越复杂，反应就越接近人类。如：猕猴生殖系统与人非常接近，雌性猕猴月经周期也为28d，故为研究避孕的理想动物，也是制造和鉴定脊髓灰质炎疫苗的唯一实验动物，故在选择实验动物时要充分考虑不同种属的动物与人的异同点。

（2）选择解剖、生理特点符合实验要求的动物　所有的实验动物都有某些自身的解剖生理特点，如果能适当利用，便可以得心应手、事半功倍。如：家兔的胸腔结构与其他动物不同，胸腔中央有一层很薄的纵隔将胸腔分为左、右两部分，互不相通，两肺被肋胸膜隔开，心脏又有心包胸膜隔开，当开胸和打开心包膜、暴露心脏进行实验操作时，只要不弄破纵隔，动物不需要做人工呼吸，故适于做开胸和心脏实验。大鼠没有胆囊，且不会呕吐，故不能用大鼠来做胆囊功能观察和催吐实验；狗和猫呕吐反应敏感，宜用于催吐实验。

（3）选择对实验指标具有明显反应的动物　不同种属的动物对于同一种致病刺激和病因的反应存在明显差异，如：家兔对体温变化十分敏感，适用于发热、解热剂和致热原的研究，而大鼠和小鼠体温调节不稳定，不宜用于发热实验；豚鼠易致敏，适宜做过敏性实验研究；狗、大白鼠、家兔常用于高血压研究；而肿瘤研究则大量采用大鼠及小鼠。

（4）在保证实验质量的前提下，选择最易获得、最经济、最易饲养的动物。

2. 选择实验动物的注意事项

实验动物对外界刺激的反应存在着个体差异，为了使实验更科学、更严谨，把实验误差减至最小，应注意如下事项。

（1）年龄、体重　动物的年龄可以按体重来估计，大体上，成年动物：小鼠为18~28g，大鼠为180~280g，豚鼠为450~700g，家兔为2~3kg，猫为1.5~2.5kg，狗为9~15kg。应该根据实验目的选择适龄动物，一般来说，年幼动物比成年动物敏感，急性实验多选用成年动物，慢性实验以年轻一些的动物为宜。在选择实验动物年龄时，应注意实验动物与人之间的年龄关系，以便进行分析和比较。如：狗年龄与人年龄对应关系为：1年龄狗相当于15岁人，10年龄狗相当于56岁人，15年龄狗相当于76岁人。为了减少实验误差，同一实验的动物应年龄一致，体重相近，相差小于10%。

（2）性别　实验证明，不同性别的动物对同一致病刺激的反应不同。例如：大鼠皮下注射30%乙醇0.1~0.2ml后，雄鼠死亡率为84%，雌鼠死亡率仅为30%；而过量注射等量的戊巴比妥钠时，雌鼠的死亡率为雄鼠的2.5~3.8倍。因此，实验若对动物性别无特殊要求，则各组选用雌雄各半为宜。

（3）健康状况　除非特殊需要，一般选健康动物。实验证明，动物处于衰弱、饥饿、寒冷、疾病等情况下，实验结果很不稳定，故健康状况不佳者，不能用做实验。妊娠期、哺乳期等特殊生理状态，机体的反应性有很大变化，对实验结果影响甚大，不宜选用。可通过如下外部表征判断哺乳类动物的健康状况：①一般状态：体形丰满、发育良好、爱活动、反应灵活、呼吸均匀及食欲良好；②皮毛：皮毛清洁、柔软有光泽、无蓬乱脱毛现象及皮肤无真菌感染的表现；③头部：眼睛明亮、结膜无充血、眼鼻部无分泌物、无鼻翼扇动及不打喷嚏；④腹部：腹部无膨大；⑤肛门：清洁、无稀便及分泌物；⑥外生殖器：无损伤、无脓痂及分泌物；⑦爪趾：无溃疡及结痂。

**（三）实验动物的编号方法**

实验前必须首先将全部实验动物随机分组、编号，以便观察、记录每个动物的实验情况。动物数量应按实验周期长短、实验类型及统计学要求而定。

（1）挂牌法　将号码烙印在金属（铝、不锈钢、铬等）牌上，再用铁丝将牌固定在动物项部的皮带圈或链条上。适用于大动物，如狗。

（2）烙印法　先用酒精消毒实验动物耳朵，之后用号码烙印钳将号码（数字可以调）烙印在动物耳朵上，再用棉球蘸上醋墨（用醋研的墨汁）或酒精黑墨液涂抹，雄性刺左耳，雌性刺右耳。适用于兔或豚鼠。

（3）针刺法　用7号针头将号码刺在动物耳、尾等部位，刺后再涂上醋墨或酒精黑墨液。适用于兔、豚鼠等。

（4）染色标记法　用毛笔或棉签蘸取化学药品涂染动物一定部位的被毛，以染色部位、染色颜色的不同代表不同的编号。

常用染色剂有：① 3% ~5%的苦味酸溶液，黄色；② 0.5%的中性红或品红溶液，红色；③煤焦油酒精溶液，黑色；④ 20%硝酸银溶液，咖啡色（涂上后需在日光下暴露10min）。此法适用于大白鼠及小白鼠。

常用的标号方法：编号的原则是"先左后右，先上后下"，如编号1~10，将小白鼠背部分前肢、腰部、后肢的左、中、右部共九个区域，从左到右为1~9号，第10号不涂颜色。若两种颜色的染液配合使用，其中一种颜色代表个位数，另一种代表十位数，可编到99号（图2-1）。染色标记法虽然简单方便，又不致动物损伤及痛苦，但可逐渐脱色，慢性实验应定期复染。

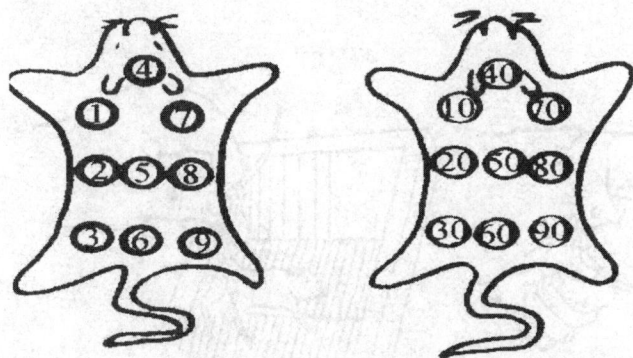

图2-1　鼠染色标号图示

（5）剪毛法　在动物右侧背部被毛上剪出号码。此法清楚可靠，便于观察，但保留时间短，适用于短期实验，主要用于狗。

**（四）实验动物的性别鉴定**

（1）兔　将兔仰卧位放置，从尾部向前观察，肛门位于尾根部的前方。肛门前有泄殖孔。在成年雄兔的泄殖孔附近可见有阴囊。雌兔肛门前方有两个相距极近的孔，分别为尿道口和阴道口。此外，雌兔的腹部还可见五对明显可见的乳头。

（2）小鼠和大鼠 二者性别鉴定方法相同。雄性可见阴囊，性器官与肛门距离较远，二者间有毛。雌性性器官与肛门距离近，腹部可见乳头。

## 二、实验动物的捉拿和固定

捉拿和固定实验动物，是最基本的实验技术，它直接关系到动物实验是否顺利、能否成功。操作时要尽量保证实验人员的安全和实验动物的安全与舒适，应熟练、迅速、准确，力争在动物感到不安之前抓取并固定好，这样不但可以保证实验的顺利进行，还可以提高实验结果的可靠性。

### （一）蛙和蟾蜍

用左手无名指、小指和手掌握住蛙（或蟾蜍）的下肢，以拇指压住蛙（或蟾蜍）背，中指与食指夹住蛙（或蟾蜍）头部并使其向下弯曲。破坏脑和脊髓时，右手将探针经枕骨大孔向前刺入颅腔，摆动探针捣毁脑组织。毁脑后，退回探针向后刺入椎管破坏脊髓。根据实验要求采取俯卧位或仰卧位固定。

### （二）小鼠

小鼠性情较温和，一般不需戴手套捉拿，但捉拿时切勿粗暴，以防触怒小鼠咬伤手或将小鼠捏伤。捉拿时先用右手抓住鼠尾轻轻提起，将其置于鼠笼盖或操作台上（切勿悬空，以防回头咬伤），略向后拉，再用左手的拇指、食指和中指抓住小鼠两耳和后颈部皮肤，将小鼠置于左手中，以无名指及小指夹住鼠尾即可（图2-2）。如果实验时间长，也可以将小鼠麻醉后固定于小鼠固定板上。

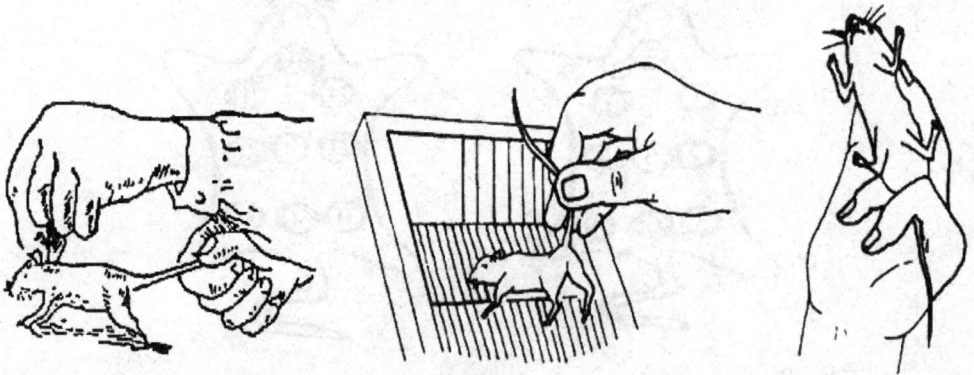

图2-2 小鼠捉拿方法

### （三）大鼠

大鼠性情不如小鼠温和，牙齿锋利，捕捉时要提防被其咬伤，建议戴厚手套抓住其尾巴，或用海棉钳夹住其颈背部皮毛（切勿夹尾巴），将其从鼠笼中提出放在实验台上，以左手握住其整个身体后进行操作。即在数层厚布的保护下，左手将大白鼠轻轻压住，食指放在左前肢前，中指放在左前肢下后，拇指置于右前肢后，将头部和上肢固定在手中，用手掌和其余手指的力量将鼠身握住（图2-3），右手进行操作。如果操作时间长，可以麻醉后用粗棉线捆住其四肢腕或膝关节上部，将其固定在大鼠固定板上。抓取大鼠时注意不能抓尾尖部，也不可让动物悬在空中时间太长，以免动物挣扎摆动，导致尾部皮肤撕脱。此外，握持大鼠时，握颈部的手指不可用力过大，以免造成动物窒息死亡，但也不能太松，以免大鼠扭头咬伤手。

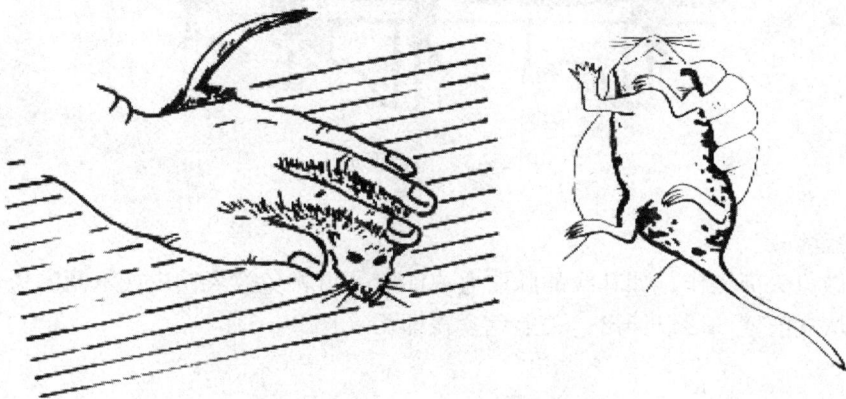

图2-3 大鼠捉拿方法

### （四）家兔

家兔性情温顺，易捕捉，但脚爪锐利，要谨防被抓伤。捉拿时用右手抓住其颈背部大面积皮肤，轻轻提起，左手立即托住其臀部，使其体重主要落于左手掌心（图2-4），切忌只抓两耳，拖拉四肢或捉拿腰背部，以免受伤。

家兔的固定方法依实验需要而定，常用的有如下两种：

1. 兔台固定

在需要观察血压、呼吸等实验和进行颈、胸、腹部手术时使用。将兔麻醉后取仰卧位。

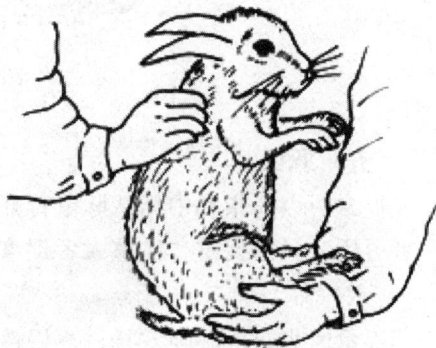

图2-4 家兔捉拿方法

（1）头部固定 用特制的兔头固定夹。兔头固定夹是由一个附有铁柄的半圆形铁圈和一个可调铁圈组成。使用时先将麻醉的兔颈部放在半圆形铁圈上，再把嘴伸入可调铁圈内，旋紧螺丝，最后将兔头夹的铁柄固定在实验台上。或用一根粗棉绳拉住动物的上门齿，另一端拴在实验台的铁柱上。

（2）四肢固定　先用粗棉绳缚扎在踝关节的上部。两后肢左右分开，两前肢平放于躯干两侧或背后交叉，然后将绳的另一端系在手术台两侧的木钩上（图2-5）。

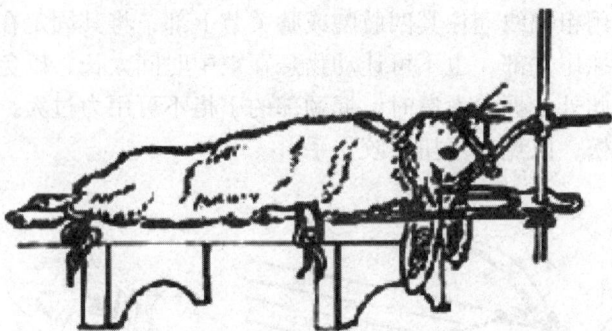

图2-5　兔台固定法

2. 兔盒固定

若仅做兔头部操作，如耳缘静脉取血或注射，可将兔放入铁皮或木制的兔盒内，仅使其头部从盒前壁凹形口伸出，关上兔盒盖即可（图2-6）。

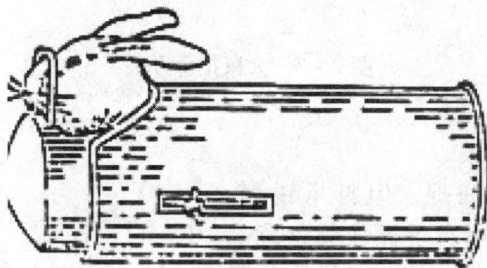

图2-6　兔盒固定法

**（五）豚鼠**

捉拿时以拇指和中指从豚鼠背部绕到腋下，环绕颈部，另一只手托住其臀部。体重小者可用一只手捉拿，体重大者捉拿时宜用双手。

**（六）猫**

捉拿时先轻声呼唤安抚，再慢慢用手轻抚猫的头、颈及背部，抓住其颈背部皮肤并以另一只手抓其腰背部。操作时注意猫的利爪和牙齿，勿被其抓伤或咬伤，必要时可用固定袋将猫固定。

**（七）狗**

狗较凶恶，为避免其咬人，实验前首先要绑住狗嘴。对于驯服的狗，一般无需使用器械，方法是：接近狗时态度要温和，可以从侧面靠近，轻轻抚摸其颈背部皮毛，然后用固定带（粗棉带、绷带、麻绳等）迅速从下颌绕到上颌打一个结，再绕回下颌打第二个结，最后引至后颈部打第三个结，并多打一个活结以备解脱（图2-7）。注意捆绑时动作要轻巧、迅速，松紧要适宜。对于未经驯服或较凶恶的狗，可以先用特制的狗头夹夹住狗的颈部，将狗按倒在地，之后再用固定带绑住其嘴，方法同上。如果需要麻醉，可待狗麻醉后，再移去狗头夹，解掉绑嘴，置于狗实验台上，用狗头固定器固定好头部，四肢固定方法与家兔相同。

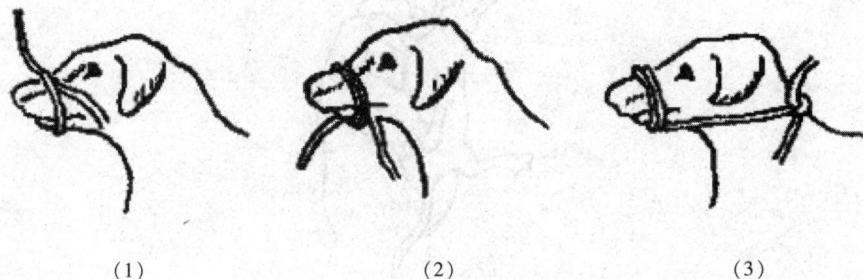

|（1）|（2）|（3）|

图2-7　捆绑狗嘴的步骤

### 三、实验动物的给药方法

可以根据实验目的，实验的种类及药物剂型、剂量等具体情况来选择。

**（一）蛙或蟾蜍**

蛙及蟾蜍皮下有数个淋巴囊，注入药物容易吸收。一般常以腹淋巴囊作为给药途径。给药方法：一手抓住蛙，固定四肢，将其腹部朝上，另一手取注射器，将注射器针头先经蛙大腿上端刺入，经大腿肌层，再入腹壁皮下刺入腹淋巴囊内，然后注入药液。因为针刺通过肌层，因此拔除针头时针孔易于闭合，可防止拔出针头时药液外漏。注射量每只0.25~1.0ml。

**（二）小鼠**

1. 经口给药

（1）自动摄取法　将药物放入饲料或溶于饮水中，让动物自行摄取。此法简单方便，但摄入剂量不准确。适用于某些药物的慢性实验或复制与食物有关的人类疾病动物模型。

（2）灌胃法　为保证给药剂量准确，经消化道给药多采用灌胃法。按前述捉拿法用左手抓住小鼠，使其腹部朝上，右手持灌胃器（通常用1~2ml注射器连接灌胃针头构成，针头长4~5cm，直径1mm，针头端弯成20°左右的角度，以适应口腔、食管的生理弯曲走向），自小鼠口角处送入口腔，用灌胃针头轻压其上腭，使口腔和食管成一条直线后，再将针头沿上腭徐徐送入食管，当稍有抵抗感（此位置相当于食管通过膈肌的部位）时，即可注入药液（图2-8）。若小鼠安静，呼吸无异常，表明注射顺利；若小鼠强烈挣扎，则必须立即拔出，以免误注入气管导致动物窒息死亡。若反复几次不能成功，可换小号灌胃针头重新给药。强行进入会刺破食管导致动物死亡。注药后轻轻拔出灌胃针。小鼠灌胃容量为每次0.1~0.3ml/10g。

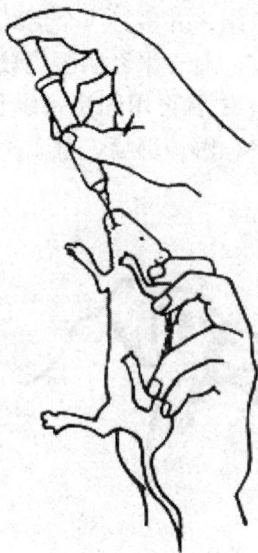

图2-8　鼠灌胃法

**2. 皮下注射**

常选用颈背部、腹部皮肤松弛部位进行皮下注射。左手拇指及食指轻轻提起皮肤，右手持注射器自头侧水平刺入皮下（针头可以左右摆动，表示在皮下），轻抽无回血则缓慢注入药液。拔针时左手拇、食指捏住进针部位数分钟，以防止药液外漏。一般选用5号针头。每次注射量为0.1～0.3ml/10g。

**3. 皮内注射**

可选择颈背部或腹部皮内注射。方法是用左手拇指和食指按住皮肤，使之绷紧，右手持注射器，将针头刺入两指间绷紧的皮内，使针头向上挑起后刺入（针头不能左右摆动，表明在皮内），轻抽无回血即可注药。如注射成功，可见注药处出现一个白色小皮丘。注射量为每个部位每次0.1ml。常用于测试皮肤过敏反应、微血管壁通透性等。

**4. 肌内注射**

较少用。多选择后肢股部肌群。要尽量避开血管及坐骨神经。注射时一只手拉直动物一侧下肢，另一只手注射，轻轻回抽无回血即可注药。选用5号针头，注射量每侧不超过0.1ml。

**5. 腹腔注射**

用左手固定动物，使其头低位、腹部朝上，右手持注射器从左下或右下腹部向头部方向刺入皮下，进针2～3mm后，再以45°角刺入腹腔，如有落空感则表明针已经进入腹腔，回抽无血、尿液或肠液即可注射（图2-9）。注射

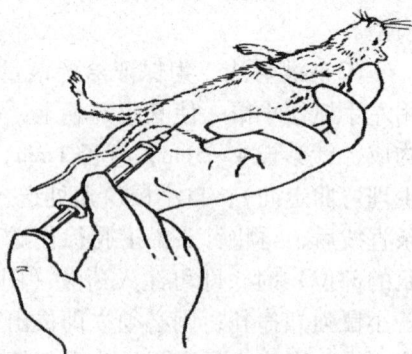

图2-9　小鼠腹腔注射法

量为 0.1～0.25ml/10g。

6. 静脉注射

鼠尾有三条静脉，两侧及背部各一条，左右两侧尾静脉较易固定，应该优先选择使用。注射前先将动物固定在鼠筒、玻璃杯或铁丝罩内，使鼠尾露出。鼠尾浸入 45～50℃温水中 30s，或用 75% 酒精或二甲苯涂擦，使血管扩张。将鼠尾拉直，选一条扩张明显的血管，右手持注射器，针头与静脉平行（小于30°角）缓慢进针，以左手拇指将针头与鼠尾一起固定，试注射少许药液，若针头确实在血管内，则推注无阻力，否则皮肤隆起发白，应该退出重新注射。注射应从尾尖部开始，如失败，可逐渐向鼠根部上移再次进行注射。注射量为 0.05～0.2ml/10g，一般不超过每只 0.5ml（图 2－10）。

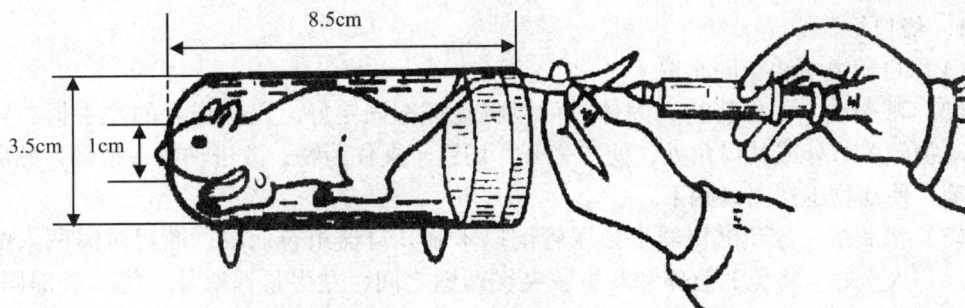

图 2－10 鼠尾静脉注射法

### （三）大鼠

1. 经口给药

（1）自动摄取法 同小鼠。

（2）灌胃法 方法同小鼠。捉拿动物时，颈部皮肤不宜向后拉得过紧，以免压迫气管，可两人配合操作。一般采用 5～10ml 注射器，连接长 6～8cm、直径 1.2mm、尖端为球状的金属灌胃针。插入长度为 3.5～5.5cm。一次灌胃量为 1～2ml/100g，常用量为 1～4ml。

2. 皮下注射

注射部位、方法同小鼠。给药量为 1ml/100g。

3. 皮内注射

注射部位、方法及给药量同小鼠。

4. 肌内注射

注射部位及方法同小鼠。

5. 腹腔注射

注射部位及方法同小鼠。给药量为 0.5～2ml/100g。

6. 静脉注射

（1）尾静脉 清醒动物用此方法。大鼠尾部鳞片较多，注射前需先刮去鳞片，尾 1/3 和 1/4 长度交界处皮肤较薄，可于该处进针，其余方法同小鼠。

（2）舌下静脉 麻醉后大鼠可用此法。动物麻醉后仰卧位固定在鼠板上，左手拇指和食指用一小块纱布将其舌尖裹住并轻轻拉出口腔，即可见舌面中央两条清晰发蓝的静脉，右手持注射器，用针尖轻轻刺入一根舌下静脉，顺血管稍向内进针即可注药。

（3）颈静脉 如果为麻醉动物，可由颈静脉插管（方法见动物实验的常用手术方法）给药，如果颈静脉已经插管或已有其他输液通路，可直接由颈静脉插管注射或加入输液壶中给药。

（4）股静脉 如果为麻醉动物，可由股静脉插管（方法见动物实验的常用手术方法）给药，如果股静脉已经插管或已有其他输液通路，可直接由股静脉插管注射或加入输液壶中给药。

**（四）家兔**

1. 经口给药

（1）自动摄取法 同小鼠。

（2）喂药法 如果药物为固体，可以将兔抓取固定好，以操作者的左手拇、食指压迫动物颌关节处或其口角处，使口张开，用镊子夹住药物，放进动物舌根部，然后闭合其嘴，使动物迅速闭口咽下。

（3）灌胃法 家兔灌胃器是导尿管配以木制开口器组合而成，灌胃时需两人配合进行。一人坐好，将兔的躯体和双下肢夹在两腿之间，左手紧握双耳，将其头部固定，右手抓住其前肢；另一人将木制开口器放于兔口中，并将兔舌压在开口器下面，然后把导尿管从开口器中部的小孔插入，再沿上腭徐徐送入食管 16～20cm。为避免流入气管，插好导尿管后，可将其外口放于清水杯中，若有气泡从导尿管中逸出，表明误入气管，应拔出重插；如果无气泡逸出，则表明已插入胃内，即可将药液注入，最后再灌入少量清水，将导尿管内残余的药液冲入胃内。灌胃完毕，先慢慢拔出导尿管，再取下开口器（图 2－11）。服药前实验家兔应先禁食为宜。一次灌胃量为 10ml/kg，一般不超过 20ml。

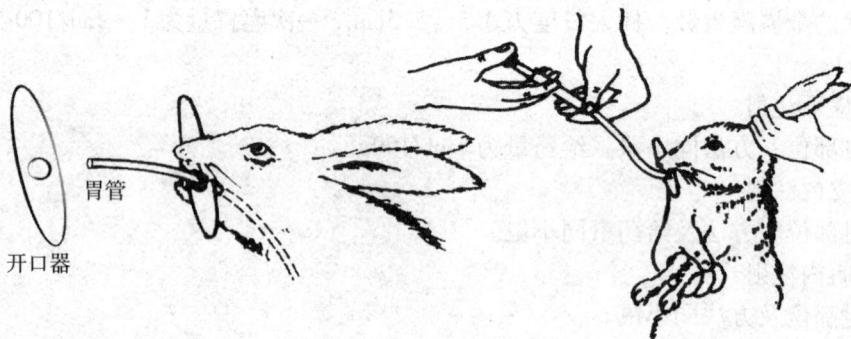

胃管

开口器

图 2－11 家兔灌胃法

2. 皮下注射

注射部位、方法同小鼠，最大给药量为 0.5ml/kg。

3．肌内注射

注射部位、方法同小鼠，最大给药量为 1.0ml/kg。

4．腹腔注射

注射部位、方法同小鼠，最大给药量为 5.0ml/kg。

5．静脉注射

（1）耳缘静脉　最常用静脉给药途径。兔耳中央为动脉，内、外缘为静脉，内缘静脉不易固定，故一般采用外侧耳缘静脉（图 2－12）。注射前先拔去注射部位的被毛，用手指轻弹兔耳，使静脉充盈，左手食指与中指夹住该静脉的近心端，阻止静脉回流，用拇指和无名指固定耳缘静脉的远心端，右手持针，尽量从静脉远心端刺入，然后移动左手拇指固定针头，放松食指和中指，将药液注入（图 2－13），拔出针头，用手指压迫针孔直至不出血为止。注射量为 0.5～2.5ml/kg。

（2）颈静脉　方法同大鼠。

（3）股静脉　方法同大鼠。

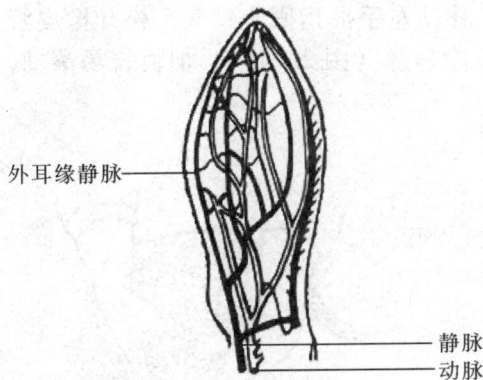

外耳缘静脉

静脉
动脉

图 2－12　家兔外侧耳缘静脉图示

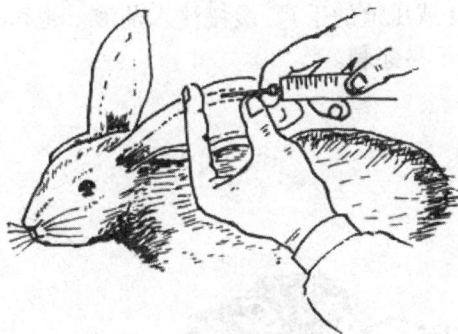

图 2－13　家兔耳缘静脉注射法

### （五）豚鼠

1．灌胃法

助手抓住豚鼠的头颈部和四肢。操作者右手持灌胃管沿豚鼠上腭壁滑行，轻轻插入食管，向前推进插入胃内。插灌胃管时，亦可用开口器；将导尿管穿过开口器的小孔插入胃内，插管完毕，回抽注射器针栓，无空气抽回时，慢慢推注药液。若注射器内有空气抽回，说明插入气管，则须拔出重插。注液完毕后，再注入生理盐水少许，冲洗管内残存药液。

2．皮下注射法

注射可选用大腿内侧、背部、肩部等部位。较多在大腿内侧注射。操作时，由助手把豚鼠固定在台上，操作者将注射侧的后肢握住，将注射器针头斜刺入皮下。确定针头在皮下后，注射药液。

3．腹腔注射法

方法同小鼠。

4. 静脉注射法

注射部位可选用前肢皮下头静脉、后肢小隐静脉、耳缘静脉。偶尔应用心脏穿刺给药。一般前肢皮下头静脉较易穿刺成功。也可从耳缘静脉注入，方法同兔耳，但有时较难成功。必要时可在胫前部将皮肤切开一个小口，暴露胫前静脉，然后直接穿刺血管。注射量不超过2ml。

### （六）狗

1. 经口给药

自动摄取法，同小鼠。

2. 肌内注射

选择臀部或腰部肌肉，方法同小白鼠。

3. 静脉注射

（1）首选前肢内侧头静脉（图2-14），先剪去注射部位的被毛，用橡皮管扎紧静脉近心端（或他人用手压迫近心端），使血管充盈，左手握住注射肢体，绷紧局部皮肤，右手持针自远心端刺入血管，待有回血后，移动左手拇指固定针头，松开橡皮管（或压迫的手），缓慢注入药液。也可选用后肢小隐静脉（图2-15），但血管易滚动，不易穿刺。

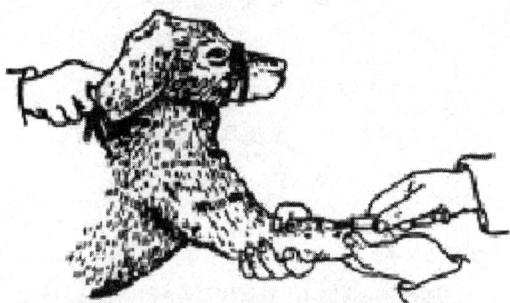

图2-14 狗前肢内侧头静脉注射法

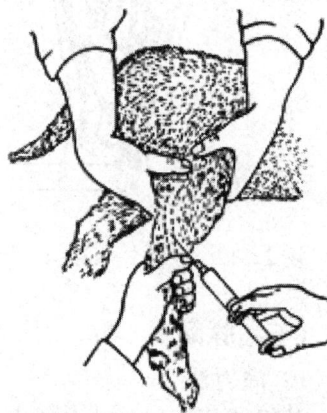

图2-15 狗后肢小隐静脉注射法

（2）颈静脉 方法同大鼠。

（3）股静脉 方法同大鼠。

## 四、实验动物的取血法

### （一）小鼠、大鼠及豚鼠取血方法

1. 尾部取血

可采用针刺尾静脉和剪尾尖两种方法。

（1）针刺尾静脉 先固定动物，用酒精棉球消毒尾部，然后对准尾尖部向上数厘米处的静脉用注射针刺入后立即拔出。采血后用局部压迫、烧烙等方法进行止血。

（2）剪尾尖　将动物固定或麻醉后，露出鼠尾，将尾巴置于45～50℃热水中浸泡数分钟，使血管扩张。擦干鼠尾后，将尾尖剪去1～2mm（小鼠）或5mm（大鼠）。从尾根部向尾尖部按摩，血即从断端流出。

2. 眼部取血

可采用眼球后静脉丛取血法（图2－16）。用7号针头连接1ml的注射器或用一端烧制拉成直径1～1.5mm的毛细管。取血时左手抓住鼠两耳之间的皮肤使头固定，轻轻压迫颈部两侧，阻碍头部静脉回流，使眼球充分外突，球后静脉丛充血。右手持注射器或玻璃管，将其插入内眦部，向眼底方向旋转插入。插入深度：小鼠为2～3mm，大鼠为4～5mm。因血压关系，血液自行流入管内，拔出针头或玻璃管，放松左手。为防止穿刺孔出血，

图2－16　眼球后静脉丛取血法

可用纱布压迫眼球，达到止血目的。数分钟后可在同一穿刺孔重复取血。小鼠一次可采血0.2ml，大鼠0.5ml。

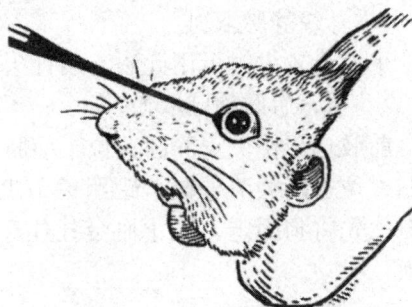

3. 大血管取血

可采用颈动（静）脉、股动（静）脉等方法取血。在这些部位取血均需麻醉后固定动物，然后做动（静）脉分离手术，使其充分暴露，用注射器沿大血管平行方向刺入，抽取所需血量。或直接用剪刀剪断大血管吸取，但切断动脉时，要防止血液喷溅。

4. 心内取血

先将动物仰卧固定，左手食指在左侧第3～4肋间触到心尖搏动最强处，右手用连有针头的注射器在此穿刺，由于心脏跳动血液进入注射器。

5. 断头取血

需要二人操作，采血者用左手将鼠的头颈部握紧，右手抓住躯干和后肢，将颈部暴露。助手用剪刀将鼠颈剪断（用力要大），采血者应迅速将鼠倒置，使血液滴入容器。此方法用于实验结束后的大量取血。

**（二）家兔取血方法**

1. 耳部取血

可采用耳缘静脉或耳中央动脉取血。首先拔去血管表面皮肤的被毛，轻揉兔耳或用酒精擦拭耳部皮肤使血管扩张。用注射器可从耳中央动脉抽取数毫升血。也可用针头刺破耳缘静脉末梢取血。

2. 大血管取血

可采用颈静脉、股静脉和后肢小隐静脉取血。

（1）颈静脉和股静脉取血　首先麻醉家兔做血管分离术，然后用注射器沿血管方向刺入抽取血液。

（2）后肢小隐静脉取血　首先使动物仰卧然后固定，在小腿上端扎橡皮管，小腿

外侧皮下可见充盈的静脉，经皮穿刺可以取血。

3. 心内取血

在家兔胸部左侧第 3 肋间胸骨左缘 3mm 心脏搏动最强处，将针头垂直刺入心脏，血即进入注射器。一次可取血 20~25ml。

**（三）狗和猫取血方法**

1. 耳缘静脉取血

采血量较少时可用此法。用针头刺破静脉采血或直接用空针抽取。

2. 前、后肢静脉取血

前肢选用桡侧皮静脉，位于前肢前部，在下 1/3 处向内侧走行；后肢选用外侧的隐静脉，位于跗关节外侧，距跗关节上方 5~10cm 处的皮下，由前斜向后上方走行。采血时，先将狗固定，用止血带扎住穿刺部位的上方，使静脉充盈。操作者手持注射器采血。

3. 颈静脉取血

此方法可取较多的血。先将狗麻醉固定，固定时将颈部尽量后仰，助手用手压住颈静脉入胸部的皮肤，使静脉怒张。操作者用左手绷紧进针部位的皮肤，右手拿注射器沿血管向心端刺入。采血后应注意止血。

猫的取血方法与狗的基本相似，可采用前肢皮下头静脉、后肢股静脉、耳缘静脉取血。采血量较大时，可从颈静脉抽取。

注意事项：为防止动物穿刺部位的感染，在穿刺前应先用碘酒、酒精消毒。

## 五、实验动物的麻醉及麻醉意外的抢救

实验时，为了免除动物疼痛和挣扎，便于实验操作，手术前需要给动物麻醉。

**（一）麻醉方式**

麻醉方法分为局部麻醉和全身麻醉。应根据实验目的及动物的种类，选择适当的麻醉方法、麻醉药物及剂量。

1. 局部麻醉

常用 1% 普鲁卡因溶液，在手术切口部位做浸润麻醉，即将药物注入手术野组织，以阻断局部神经传导，使痛觉消失。方法是：沿切口方向将装好药物的注射器针头全部刺入皮下，回抽针栓无回血时，方可将麻药注入，以免因麻醉剂注入血管而导致动物死亡。推注药液时，应边注射边将针头向外抽拉，如果一次注药量不够，第二针可以从前一针浸润的末端开始，直至切口部位完全浸润为止。麻醉范围及用药剂量依需要而定，如兔颈部手术时需 2~3ml。注射 1~3min 后开始产生麻醉作用，可维持 30~45min。

局部麻醉时动物能保持清醒，更接近正常状态，但仅适用于短时间操作。

2. 全身麻醉

全身麻醉又可以分为吸入麻醉和注射麻醉两类。

（1）吸入麻醉　吸入麻醉剂常用乙醚。适用于小鼠、大鼠及豚鼠短时间麻醉。麻醉方法是：将动物放在麻醉盒或倒扣的烧杯内，同时放入浸有乙醚的棉球，动物翻正反射消失，表明已经麻醉。乙醚作用时间短，为维持麻醉可将浸有乙醚的棉球装入小瓶

内，置于动物的口鼻处以便持续吸入。麻醉过程中要随时观察动物状态，一旦呼吸深而慢，则表明麻醉已过深，有麻醉致死的危险。

吸入麻醉的优点是易调节麻醉深度，能及时终止麻醉，麻醉后清醒较快；缺点是麻醉早期动物强烈兴奋，乙醚刺激呼吸道使分泌物增多。

（2）注射麻醉 注射麻醉可采用静脉注射、肌内注射或腹腔注射麻醉。各种动物均可采用。腹腔注射麻醉操作简便，但起效慢，兴奋现象明显，麻醉深度不易控制。静脉注射起效快，无明显兴奋期，常先给予麻醉药总量的1/3，速度可稍快以求动物能快速、顺利地度过兴奋期，后2/3药物剂量的给药速度宜慢，且需要边注射边观察动物生命体征的变化（心跳、呼吸等），当确定已达到麻醉效果，即可停止给药，不必将剩余的麻醉药全部推入，以免麻醉过深。

**（二）麻醉效果的判断**

（1）麻醉完全 动物四肢及腹部肌肉松弛，呼吸深慢、平稳，皮肤夹捏反射消失，角膜反射迟钝或消失，瞳孔缩小，此时为最佳麻醉效果。

（2）麻醉过浅，动物可因疼痛而挣扎，呼吸、心率不规则，影响观察。麻醉过深，可使机体的反应性降低，甚至消失，严重者出现心血管活动中枢和呼吸中枢抑制，导致动物死亡。

**（三）麻醉意外的抢救**

麻醉过量时，应根据过量的程度，采取适当的抢救措施。这种抢救一般适用于较大动物或实验必须继续进行的特殊情况，否则无抢救价值。因为缺氧超过5min以上，可致机体形态、功能发生不可逆的损伤，即使抢救后恢复功能，实验结果也会受影响。抢救方法：首先立即停用麻醉剂，同时给予对该麻醉药有拮抗作用的苏醒剂。具体方法如下：

（1）呼吸不规则，血压、心率正常 施行人工呼吸或小剂量呼吸兴奋剂肌内注射。

（2）呼吸停止、血压下降、仍有心跳 施行人工呼吸、吸入5% $CO_2$ 及95% $O_2$ 的混合气体、呼吸兴奋剂、50% 葡萄糖温热溶液 5～10ml 静脉注射。

（3）呼吸停止、心跳极弱或刚停止 施行0.1% 肾上腺素 1ml 心内或静脉注射，人工呼吸，吸入5% $CO_2$ 及95% $O_2$ 的混合气体，呼吸兴奋剂，50% 葡萄糖温热溶液 5～10ml 静脉注射。

## 六、实验动物的处死

当实验中途停止或结束时，实验者应站在实验动物的立场上以人道的原则去处置动物，原则上不给实验动物任何恐怖和痛苦，即施行安乐死。安乐死是指实验动物在没有痛苦感觉的情况下死去。

1. 大鼠和小鼠

（1）颈椎脱臼法 右手抓住鼠尾用力向后拉，同时左手拇指与食指用力向下按住鼠头。将脊髓与脑髓拉断，鼠便立即死亡。

（2）断头法 用剪刀在鼠颈部将鼠头剪掉，鼠立即死亡。

（3）击打法 右手抓住鼠尾，提起鼠尾，用力摔击其头部，鼠痉挛后立即死去。

或用木锤用力击打鼠头部也可致死。

（4）急性大出血法　可采用鼠眼眶动、静脉急性大量失血方法使鼠立即死亡。

（5）药物致死法　吸入一定量的二氧化碳、乙醚、三氯甲烷等均可使动物致死。

2．家兔

（1）空气栓塞法　向动物静脉内注入一定量的空气，使之发生栓塞而死。当空气注入静脉后，在右心随心脏的跳动与血液成泡沫状循环至全身。如进入到肺动脉，可阻塞其分支，进入心脏冠状动脉，造成冠状动脉阻塞，发生严重的血液循环障碍，动物很快致死。一般兔、猫等静脉内注入 $20\sim40ml$ 空气即可致死。狗由前肢或后肢皮下静脉注入 $80\sim150ml$ 空气，可很快致死。

（2）急性失血法　先使动物轻度麻醉，如狗可静脉注射硫喷妥钠 $20\sim30mg/kg$，动物即很快入睡。暴露股三角区，在此部位做一个约 $10cm$ 的横切口，切断股动、静脉，用湿纱布不断拭去股动脉切口周围处的血液和血凝块，同时不断的用自来水冲洗流血，使股动脉切口保持畅通，动物在 $3\sim5min$ 内即可致死。此种方法对脏器无损伤，动物安静，对于活体采集病理标本是一种较好的选择。如果处死狗的同时要采集其血液，则在硫喷妥钠轻度麻醉后，将狗固定在手术台上，分离颈动脉，插一根较粗的塑料管，放低狗头，打开动脉夹，使动脉血流入装有抗凝剂的容器内，并不断摇晃，以防血液凝固。

# 第二节　实验动物手术基本知识

## 一、常用的手术器械及使用方法

### （一）手术刀

手术刀主要用于切开皮肤和脏器。手术刀由刀柄和刀片组成，有的刀柄和刀片是一体的；有的刀柄和刀片是分开的，用时再组合到一起。安放刀片时应用右手执直型止血钳夹刀片，左手握刀柄，沿着刀柄上的槽隙，顺其惯性推入。注意不要用手直接安放以免割伤手指。卸刀片时用止血钳夹刀片，左手握刀柄，沿着刀柄上的槽隙，顺其惯性推出。根据手术的部位与性质，可以选用大小、形状不同的手术刀片。常用的持刀方法有4种（图2－17）：

（1）执弓式　这是一种常用的持刀方法，拇指在刀柄下，食指和中指在刀柄上，腕部用力。动作范围广而灵活，用于较长的皮肤切口及腹直肌前鞘的切开等。

（2）握持式　常用于切割范围较广、用力较大的切口，如切开较长的皮肤、截肢等。

（3）执笔式　动作的主要力在指部，此法用力轻柔而操作精巧，用于切割短小而精确的切口，如解剖神经、血管，做腹部小切口等。

（4）反挑式　全靠指端用力，常用于向上挑开组织，多用于脓肿切开，以免损伤深部组织。

### （二）手术剪和粗剪刀

手术剪有多种类型，用于剪神经、肌肉、分离组织等，常用者可分为直、弯、尖头

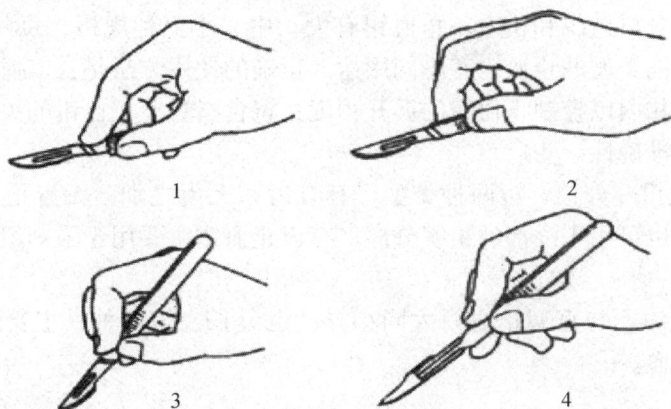

1. 执弓式 2. 握持式 3. 执笔式 4. 反挑式

图 2 – 17　常用的执刀方法

及钝圆头等形式。直剪刀适用于手术野的浅部；弯头剪适用于深部操作；细小的软组织或神经、血管可采用眼科剪（切勿用眼科剪剪皮肤、线、纱布等较硬的物质，以免损伤刀刃）；剪毛剪可用于剪除手术野皮肤上的毛。

粗剪刀，为普通的剪刀。在蛙类实验中，常用来剪断蛙的脊柱、骨等粗硬组织。使用剪刀时拇指和无名指插入柄的两环，但不宜插入过深，中指放在无名指前方柄上，食指轻压两柄交界的轴节处。拇指、中指和无名指控制剪刀的开闭动作，食指用于稳定和控制剪刀的方向（图 2 – 18）。

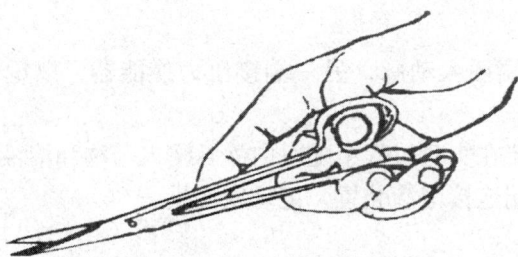

图 2 – 18　持剪方法

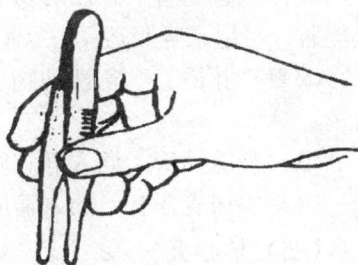

图 2 – 19　持镊方法

### （三）手术镊

主要用于夹持或牵拉切口处的皮肤或肌肉组织。眼科镊用于夹持细软组织。手术镊分圆头、尖头两种，又有直头和弯头、有齿和无齿之别，而且长短不一、大小不等，可根据手术需要选用。通常有齿镊主要用于夹持较坚韧或较厚的组织，如皮肤、筋膜、肌腱等；无齿镊主要用于夹持较细软的组织，如神经、血管、黏膜等。正确的执镊姿势如图 2 – 19 所示，类似于执笔式，较为灵活方便。

**（四）止血钳**

主要作用是分离组织和止血。止血钳有大、中、小三种规格，每一种规格又分直、弯两种类型，不同类型的止血钳有不同用途。正确的使用方法是：以拇指和无名指分别深入止血钳的套扣内以控制止血钳的展开程度；将食指置于止血钳的关节部位，以控制止血钳的方向和准确性。

（1）直止血钳　分长、短两种类型，有有齿和无齿之别。无齿止血钳主要用以夹住浅层出血点，也可用于浅部的组织分离；有齿止血钳主要用于强韧组织的止血，提起皮肤等。

（2）弯止血钳　与直型止血钳大同小异，也分长、短两种，主要用于深部组织或内脏出血点的止血。

**（五）针**

（1）毁髓针（金属探针）　专门用于毁坏蛙类脑和脊髓的器械。分针柄部和针体部，持针姿势一般采用执笔式。

（2）玻璃分针　专用于分离神经与血管的工具。尖端圆滑，直头或弯头，分离时不易损坏神经与血管。玻璃分针尖端容易碰断，使用时要小心，如尖端破碎时会损伤组织，不可再使用。持玻璃分针的姿势同执笔式。

（3）缝针　用于缝合各种组织。缝针分圆针和三棱针两种，又有直型和弯型之别，而且其大小不一。圆针多用于缝合软组织，三棱针用于穿皮固定缝合，弯针用于缝合深部组织。

**（六）插管**

根据用途可分为气管插管、动脉插管、静脉插管、输尿管插管等。

（1）气管插管　急性动物实验时，一端插入气管保证呼吸通畅，将一端接气鼓或换能器，可记录呼吸运动。

（2）动脉插管　急性动物实验时，一端插入动脉，另一端接压力换能器，以记录血压。

（3）静脉插管　插入静脉后固定，以便在实验过程中随时向静脉注入药物和溶液。

（4）输尿管插管　插入输尿管后，一端连接记滴装置，记录尿流量。

**（七）蛙心夹**

于心室舒张期将蛙心夹的前端夹住心室尖，尾端用线固定在换能器上，用于记录蛙心的收缩活动。

**（八）动脉夹**

用于阻断动脉血流。夹上有橡皮垫，柔软而有弹性，将分离的动脉夹在橡皮垫之间。

**（九）其他**

手术灯、输液装置、各种刻度的注射器、烧杯、动脉套管、丝线等。

手术器械的维护方法：严格遵照手术器械的使用范围，如手术剪仅用来剪组织或皮肤，切勿用于剪骨组织或其他物品。手术后将各种器械清洗干净，可用刷子将齿间血块清除，然后将其擦干，在利刃处涂上一薄层凡士林油，以防生锈。

## 二、动物实验的常用手术方法

### （一）基本操作

1. 麻醉、固定、剪毛

2. 切开和止血

（1）切开

①根据实验的目的确定切口的部位和大小。

②切开前先将切口部位的皮肤（或其他组织）拉紧，使其平坦、紧张而固定。

③切开时手术刀应与皮肤垂直刺入，后呈45°角运刀，最后垂直止刀，以一次切开为佳。

④组织要逐层切开，尽可能使切口方向与切口下各层组织的纤维方向一致。

⑤组织切开时应选择无重要神经及血管横贯的地方，尽可能少切断神经和血管。

⑥行腹部手术时要注意保护胃肠道，用浸有温生理盐水的纱布覆盖，以免脏器因长时间暴露而干燥。移动脏器时要注意神经和血管，不可用力过大。

（2）止血

手术过程要随时止血，完善的止血不仅可以防止失血，还可以使手术野更加清楚。一般常用的止血方法有压迫止血法、钳夹止血法和结扎止血法。压迫止血法多适用于毛细血管渗血，止血时用温热的纱布按压出血处即可；对于小血管出血，经钳夹后停留一段时间，放松止血钳可不再出血；较大血管的出血，常用结扎止血法，先用止血钳夹住出血血管，然后用丝线结扎。出血较多时，可用温纱布将血吸净，看准出血部位再用止血钳夹住。使用止血钳时，应准确夹住出血的血管壁，尽可能避免夹住血管周围的组织，切不可夹住大块组织，否则，既损伤组织，又不易于结扎。纱布只用于吸血，不可在组织上用力揩擦，以免损伤组织。

3. 肌肉、神经和血管的分离

分离的目的在于充分显露深层的组织或血管，便于手术操作。组织分离的方法包括锐性分离及钝性分离。

（1）肌肉组织的分离 在肌肉与其他组织之间、一块与另一块肌肉分界处，顺肌纤维方向做钝性分离。肌肉组织内含有小血管，若需切断，应事先用止血钳做双重钳夹，结扎后才可剪断。

（2）神经和血管的分离 剥离神经和血管时先用止血钳将神经或血管周围的结缔组织稍加分离，在血管或神经附近的结缔组织中插入大小适合的止血钳，顺着血管或神经走行方向扩张止血钳，逐渐使其周围的结缔组织剥离（注意：分离过程中切不可用手术刀、剪刀或镊子直接切割、牵拉周围组织；动作要轻柔，细心操作，不可粗暴，切忌横向过分拉扯，以防断裂）。分离完成后，在血管或神经下面穿过两条浸有生理盐水的细线，以备将神经、血管提起或结扎用。分离手术完成后，用一块浸有温热生理盐水的纱布，盖在切口上，保持组织湿润。

### （二）颈部手术

颈部手术的目的在于暴露气管、血管并做相应的插管等。机能学实验多以兔为实验对象，下面以兔为例进行介绍。

**1. 气管、血管及神经的暴露与分离（图2-20）**

将兔麻醉，仰卧固定，剪去颈部的毛；用手术刀沿颈部正中线在甲状软骨与胸骨之间做一个切口（兔的切口约为5～7cm，犬的切口约为10cm，大鼠的切口约为2.5～3.5cm）。因兔颈部皮肤松弛，亦可用手术剪沿颈部正中线剪开。

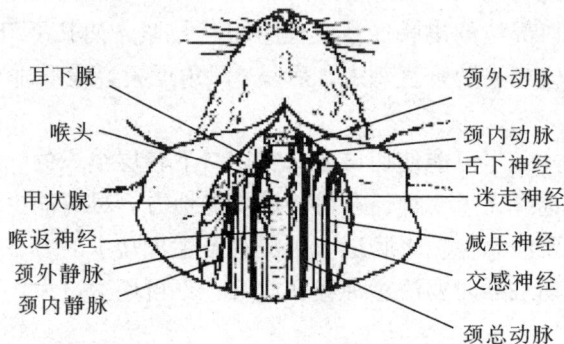

图2-20 家兔颈部结构示意图

（1）**气管** 气管位于颈部正中部位，被胸骨舌骨肌与胸骨甲状肌所覆盖，分开左右胸骨舌骨肌，在正中线的连合处，用止血钳沿其中线插入并向前后两端扩张创口（注意：止血钳插入不可过深，以免损伤气管或其他小血管）。也可用两食指沿左、右胸骨舌骨肌中缝轻轻向下、向上拉开，然后将左、右胸骨舌骨肌向两侧拉开，即可见气管。在喉头以下气管处分离一段气管与食管之间的结缔组织，穿细线备用。

（2）**颈总动脉** 颈总动脉位于气管两侧，其腹面被胸骨舌骨肌和胸骨甲状肌所覆盖。分离时用止血钳沿胸锁乳突肌前缘分离胸骨舌骨肌与胸骨甲状肌之间的结缔组织（即Y形沟内），在肌间隙下找到呈粉红色较大的血管，手触之有搏动感，即为颈总动脉。用眼科镊子细心剥开鞘膜（犬的颈动脉鞘明显，家兔则不明显；注意避开鞘膜内的神经），沿血管走行方向分离出颈总动脉，分离长度约3～4cm，在其下穿细线备用。

（3）**颈外静脉** 位于颈部皮下，用手指从皮肤外一侧组织顶起，在胸锁乳突肌外缘即可见呈暗紫色的粗大血管就是颈外静脉。用止血钳沿血管走向将静脉周围的组织轻轻钝性分离（注意：静脉壁较薄，分离过程中切忌过分牵拉；更不能使用手术刀、手术剪进行分离，以免血管破裂），分离1.5～2.0cm，穿细线备用。

（4）**神经** 颈总动脉旁有一束神经与动脉伴行，这束神经中包含有迷走神经、交感神经和减压神经。小心分离颈动脉鞘后，仔细辨认3条神经。迷走神经最粗，交感神经次之，减压神经最细。减压神经在家兔为一条独立的神经，常与交感神经紧贴在一起。

神经和血管都是易损伤的组织，在分离过程中要细心、轻柔，以免损伤其结构与功能。分离时应掌握先神经后血管、先细后粗的原则。分离完毕后，在神经和血管的下方穿细线，供刺激时提起或结扎之用。不同的神经最好用不同颜色的细线，以便识别。

2. 气管插管术

在甲状软骨下 0.5～1.0cm 处两软骨环之间，用剪刀将气管前段横向剪开（约占气管壁的 1/2～2/3）；再向远心端做一个小的纵行切口，使呈倒"T"形；检查切口无出血，即可用镊子夹住倒"T"形切口的一角或轻提起粗棉线，将适当的气管套管由切口近心端插入气管腔内；备用线结扎，将结扎线固定于"Y"形气管插管分叉处。插入后要检查管内有无出血，以保持呼吸道通畅（图 2 – 21）。

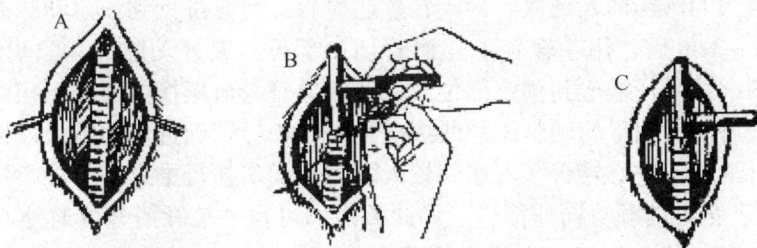

图 2 – 21　家兔气管插管方法

3. 颈总动脉插管术

颈总动脉插管用于测量动脉血压或放血。

用细线将分离出的颈总动脉远心端（尽可能靠近远心端）结扎；用动脉夹将颈总动脉近心端（尽可能靠近心端）夹住；在结扎处与动脉夹之间，穿入备用细线。在靠近结扎处的稍下方用眼科剪剪一个与血管呈 45°角的向心切口（切口的大小约为管径的一半），将动脉插管（管内充满 1% 肝素生理盐水）由切口向心脏方向插入动脉内，备用细线结扎，并将余线固定在动脉插管上，防止动脉插管滑脱（图 2 – 22）。连接 BL – 420 E$^+$ 生物机能实验系统，打开动脉夹后即可进行血压描记。

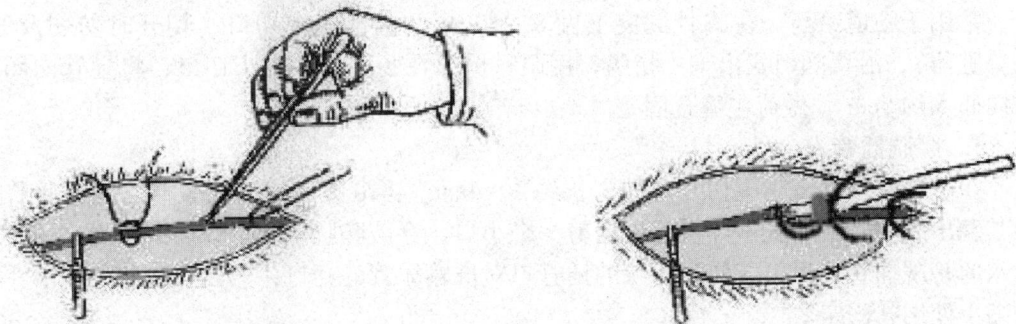

图 2 – 22　颈总动脉插管方法

4. 颈外静脉插管术

颈外静脉插管用于注射、取血、输液及中心静脉压的测量。

插管前，先准备好导管（管内充满1%肝素生理盐水），插管方法与颈总动脉相似，单纯输液时，导管送入血管长度在家兔一般2~3cm已够；如测量中心静脉压时，家兔需插入5cm，此时导管口在上腔静脉近右心房入口处。

5. 左心室插管术

选择合适的左心室插管，其他术前准备同颈总动脉插管。分离右颈总动脉（左心室插管通过颈总动脉、主动脉弓及升主动脉进入左心室内，根据解剖位置右颈总动脉离主动脉口近，弯路少，比较容易成功），测量切口到心脏的距离，在心导管上做标记，作为插入导管长度的参考，将液体石蜡涂抹在导管表面以减少摩擦。在颈总动脉远心端，用眼科剪以45°角剪开血管直径的1/3（血管切口面呈斜切面，不能呈垂直面）。用弯形眼科组织镊的弯钩插入到血管内轻轻挑起血管，此时可见到颈总动脉血管腔，迅速插入心导管2~3cm后，用手轻轻捏住血管切口部位，放开动脉夹，防止出血或渗血，同时将心导管继续平行推送到预定部位，保持心导管与血压换能器处于相同的位置。在计算机屏幕上可以看到平均动脉压的曲线变化。当心导管到达主动脉入口处时，可触及到动脉搏动，继续推进心导管。若遇到较大阻力，切勿强行推入，可将心导管略提起少许呈45°角后，再继续顺势向前推进。如此数次即可在主动脉瓣开放时使心导管进入心室。插管时出现"扑空"感，表明心导管已进入心室。此时计算机屏幕上会出现心室脉动波形。

**（三）腹部手术及插管**

1. 腹壁切口的部位与长度

根据不同的实验要求而异，最常用的是腹部正中切口，此切口通过腹白线，不伤及肌肉、神经和血管，出血少，操作方便。如需要暴露肝、胃及小肠，需在胸骨剑突下做8~10cm的正中切口；急性肾功能衰竭膀胱插管取尿液时，自耻骨联合向前做3~4cm的切口即可引出膀胱。观察肠系膜微循环时，一般做3~4cm左腹部纵切口。手术时注意保护周围其他脏器，勿过度牵拉脏器。

2. 十二指肠插管术

常用于肠道给药。在胸骨剑突下做8~10cm的腹部正中切口（切开时勿伤及肝、肠等脏器），沿胃幽门找出十二指肠，用眼科剪刀在肠壁做一个小切口，将导管向肠腔方向插入约5cm，做荷包缝合固定。

3. 膀胱插管术

在耻骨联合上方正中切开皮肤，长约3~4cm，再沿腹白线切开腹壁，暴露膀胱并将其翻出腹腔，在膀胱顶部血管少处剪一个小口，穿破膀胱壁全层并插入预先充满生理盐水的膀胱插管，尽可能使漏斗状的插管口对准输尿管的开口，然后在膀胱外于漏斗状的缩小处结扎固定。

4. 输尿管插管术

按膀胱插管的手术步骤找到膀胱，将其翻出至腹外，辨认输尿管进入膀胱背侧的部位——膀胱三角区后，用玻璃分针分离出两侧的输尿管。在输尿管靠近膀胱处穿线并结扎，然后在距此2cm处的输尿管下穿线备用，用小指或刀柄托起输尿管，持眼科剪与输尿管成锐角作"V"形切口剪开输尿管壁，向肾脏方向插入预先充满生理盐水的输尿管插管，结扎并固定。

**（四）股部手术与插管**

股部手术的目的在于分离股神经、股动脉和股静脉，进行股动、静脉插管，以备放血、输血、输液或注射药物等用。动物股动脉和股静脉离体表最浅，位于后肢内侧股三角区（图2－23），具体操作步骤如下：

（1）麻醉后仰卧位固定动物，在股三角区剪毛。

（2）用手触摸股动脉搏动，辨明动脉走向。沿动脉走行方向在皮肤上做3～5cm（家兔、狗）长的切口。

（3）用血管钳分离皮下组织及筋膜，即看到股动、静脉和神经。三者的位置由外向内依次为股神经、股动脉、股静脉。股动脉位置在中间偏后，被股神经和股静脉所遮盖。

（4）以玻璃分针小心地将股神经首先分离，然后分离股动脉与股静脉之间的结缔组织（勿损伤小血管分支），最后分离股动（静）脉段，长约2～3cm。

（5）插管方法同颈部血管。

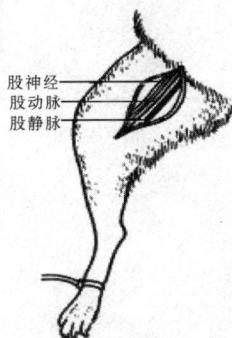

图2－23 股三角区解剖示意图

（标注：股神经 股动脉 股静脉）

## 三、手术中异常情况的处置

**1．出血致血压下降**

手术过程中不慎损伤血管，出血致血压下降，应立即压迫止血，找准出血点进行结扎，再注入温热生理盐水，待血压正常后再继续实验。

**2．呼吸道阻塞**

呼吸道阻塞或半阻塞，呼吸不通畅，耳或口唇发绀，应立即剪开气管。如因气管内分泌物增多或有血凝块堵塞气管插管，应立即拔除气管插管，用棉签清除分泌物及血凝块，冲洗气管插管。呼吸平稳后，重新插上气管插管。

**3．体温下降**

因外界环境温度较低引起麻醉动物体温下降并进一步导致血压下降时，可采用手术台电热加温装置或用暖光源照射。

（沈 楠 赵丽晶）

# 第三章

# 医学机能学常用仪器

## 一、BL-420生物机能实验系统简介及应用

生物机能实验系统是机能实验教学的重要工具，随着科学技术的发展，传统设备已不能满足机能实验教学的要求。BL-420生物机能实验系统的问世弥补了这个缺陷，改变了医学机能学传统的实验教学模式，现就其在医学机能学实验教学中的应用做简要介绍。

### （一）BL-420生物机能实验系统的基本原理

生物体产生的信号形式多种多样，通常除生物电信号可直接送入放大器外，其他的非电信号，如血压、张力等必须经过换能器将这些信息转换成电信号，才能送到放大器。信号经放大器放大、滤波器滤波后，按一定的时间间隔进行A/D转换，即将模拟信号转换成数字信号，这就是通常说的数字采样，A/D转换所需的最短时间，决定系统最高采样率，然后对这些数字化的信号进行实时处理，将这些处理后的离散的数字序列连接成线并显示在显示器上，这就是观察到的生物信号。这些信号可以通过磁盘储存、打印，同时也可以对这些信号进行进一步处理（图3-1）。

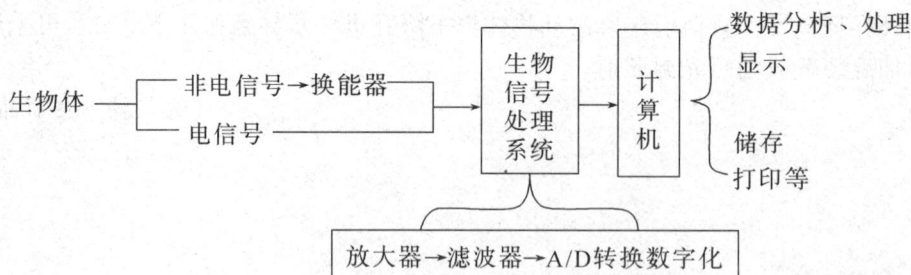

图3-1　生物机能实验系统原理图

BL-420生物机能实验系统是一种智能化的四通道生物信号采集、放大、显示、记录与处理系统，可同时显示4道从生物体内或离体器官中探测到的生物机

能信号的波形，并可对实验数据进行存储、分析及打印。它具有记录仪、示波器、放大器、刺激器、心电图仪等传统的机能实验常用仪器的全部功能，并且具有传统仪器所无法实现的数据分析功能。该系统以中文 Windows98、Windows2000、WindowsXP 操作系统为平台，实现全图形化界面操作。此外，它还具有自动分析、参数预置、操作提示等许多功能。

**（二）BL – 420 生物机能实验系统的功能简介**

1. BL – NewCentury 生物信号显示与处理软件主界面

使用前必须首先熟悉该系统的主界面及主界面上各个部分的用途。进入 BL – 420 生物机能实验系统主界面的路径：

（1）开机　只有当计算机各接口连接完毕后，才能开机。

（2）待进入 Windows 界面后，鼠标双击左键"BL – 420"图标，显示"BL – New-Century 软件"主界面（图 3 – 2）。

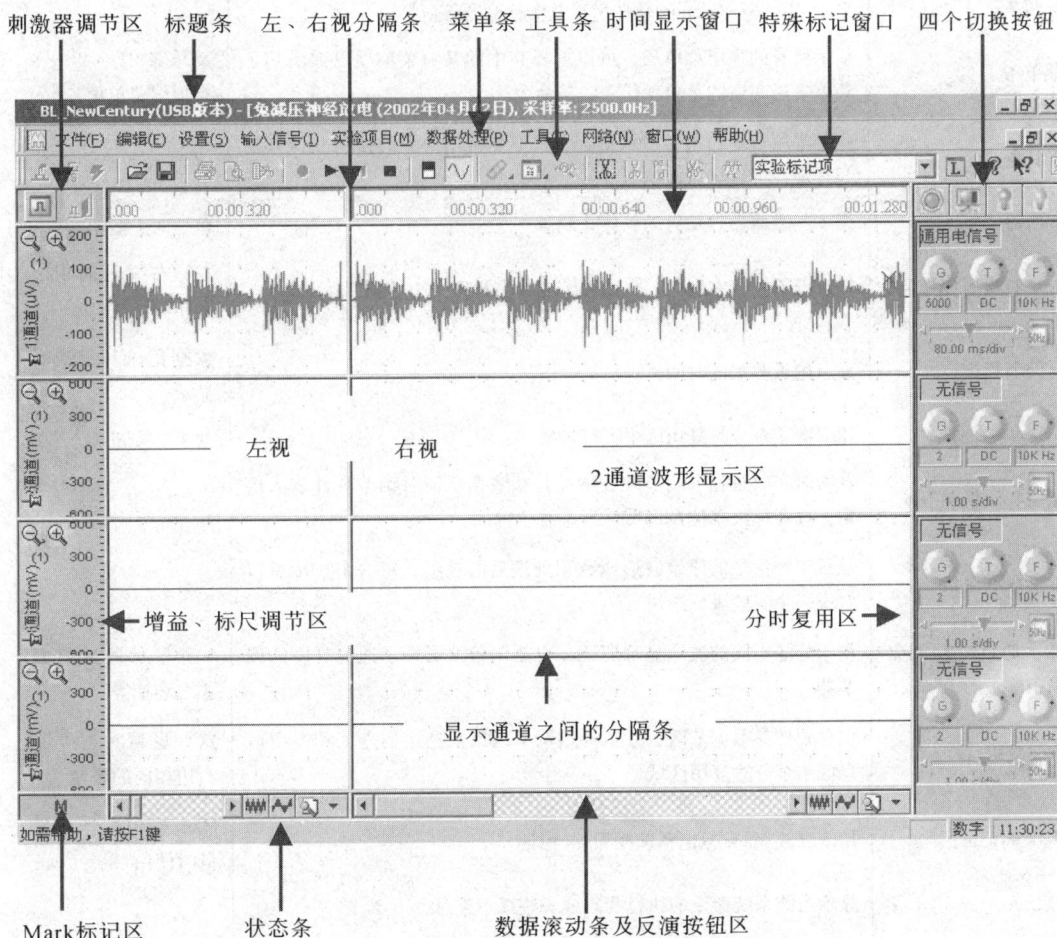

图 3 – 2　BL – NewCentury 生物信号记录分析系统软件主界面

主界面从上到下依次主要分为：标题条、菜单条、工具条、时间显示窗口、波形显示窗口、数据滚动条及反演按钮区、状态条等7个部分；从左到右主要分为：标尺调节区、波形显示窗口和分时复用区3个部分。在标尺调节区的上方是刺激器调节区，其下方则是Mark标记区。分时复用区包括：控制参数调节区、显示参数调节区、通用信息显示区和专用信息显示区4个分区，它们分时占用屏幕右边相同的一块显示区域，操作者可以通过分时复用区顶端的4个切换按钮在这4个不同用途的区域之间进行切换。控制参数调节区每个显示通道右侧的一排3个按钮，自左至右分别是相应显示通道的增益（G）调节旋钮、时间常数（T）调节旋钮、滤波（F）调节旋钮。旋钮的下方是其所处位置的参数显示。显示参数调节区用来调节每个显示通道的前景色、背景色、格线色、格线类型及监听音量。时间显示窗口的右上方是特殊实验标记选择区。各部分功能详见表3-1。

**表3-1　BL-NewCentury软件主界面上各部分功能**

| 名称 | 功能 | 备注 |
| --- | --- | --- |
| 标题条 | 显示BL-NewCentury软件名称及实验标题等信息 | |
| 菜单条 | 显示所有的顶层菜单项，可以选择其中的某一菜单项以弹出其子菜单。最底层的菜单项代表一条命令 | 菜单条中一共有9个顶层菜单项 |
| 工具条 | 一些常用命令的图形表示集合，它们使常用命令的使用变得方便与直观，可直接点击执行 | 共21个工具条命令 |
| 刺激器调节区 | 调节刺激器参数及启动、停止刺激 | 包括两个按钮 |
| 左、右视区分隔条 | 用于分隔左、右视区，也是调节左、右视区大小的调节器 | 左、右视区面积之和相等 |
| 时间显示窗口 | 显示记录数据的时间 | 数据记录和反演时显示 |
| 4个切换按钮 | 用于在4个分时复用区中进行切换 | 共4个按钮 |
| 增益、标尺调节区 | 在实时实验过程中调节硬件增益，在数据反演时调节软件放大倍数。选择标尺单位及调节标尺基线位置 | |
| 波形显示窗口 | 显示生物信号的原始波形或数据处理后的波形，每一个显示窗口对应一个实验采样通道 | |
| 显示通道之间的分隔条 | 用于分隔不同的波形显示通道，也是调节波形显示通道高度的调节器 | 4个显示通道的面积之和相等 |
| 分时复用区 | 包含硬件参数调节、显示参数调节区以及通用信息区和专用信息区4个分时复用区域 | 这些区域占据屏幕右边相同的区域 |
| Mark标记区 | 用于存放Mark标记和选择Mark标记 | Mark标记在光标测量时使用 |
| 状态条 | 显示当前系统命令的执行状态或一些提示信息 | |
| 数据滚动条及反演按钮区 | 用于实时实验和反演时快速数据查找和定位，同时调节4个通道的扫描速度 | 实时实验中显示简单刺激器调节参数 |

续表

| 名称 | 功能 | 备注 |
|---|---|---|
| 特殊实验标记选择区 | 用于编辑特殊实验标记，选择特殊实验标记，然后将选择的特殊实验标记添加到波形曲线旁边 | 包括特殊标记选择列表和打开特殊标记编辑对话框按钮 |

2. 生物信号波形显示窗口

生物信号波形显示窗口是 BL－NewCentury 软件主界面中最重要的组成部分，我们观察到的所有生物信号波形及处理后的结果波形均显示在波形显示窗口中，如图 3－3 所示。BL－420 生物机能实验系统是 4 通道的生物机能实验系统，可同时观察 4 个通道的生物信号波形，每个实验通道对应一个波形显示通道。实验时可以根据自己的需要在屏幕上显示 1、2、3 或 4 个波形显示窗口，也可通过波形显示窗口之间的分隔条调节各个波形显示窗口的高度，但由于 4 个波形显示通道的面积之和始终相等，所以当其中一个显示窗口的高度调宽时，会导致其他显示窗口的高度变窄。

波形显示窗口高度调节的方法是：将鼠标放在显示窗口下部的通道分隔条上，拖动分隔条即可改变该窗口的显示高度，如果只显示某一通道，在该通道处双击鼠标左键即可。将所有通道的显示窗口恢复到初始的大小，只需在任一个显示窗口上双击鼠标左键。

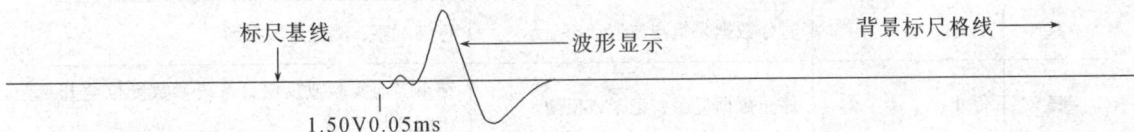

标尺基线　　　　　　　　　　　　　波形显示　　　　　　背景标尺格线 ⟶

1.50V 0.05ms

图 3－3　生物信号显示窗口

3. 工具条

首先对整个工具条区做一个简单的介绍，参见图 3－4。

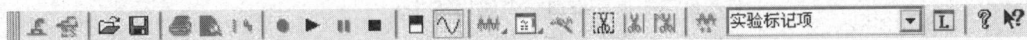

图 3－4　工具条

BL－NewCentury 软件的工具条按钮代表着不同的命令。每个按钮对应命令菜单的一条命令，当工具条按钮以雕刻效果的图形方式出现时，表明该工具条按钮不可使用，此时，它对实验者的输入没有反应；否则，它将响应实验者输入。在实验过程中，更多地是使用工具条命令而非菜单命令，因此，有必要对工具条命令做全面地了解。表 3－2 对工具条按钮的功能、用途做了简要介绍。

表3-2 工具条各按钮功能

| 图标 | 命令名称 | 功能 | 用途 |
|---|---|---|---|
| | 系统复位 | 对整个系统的参数进行复位 | 系统参数复位到初始默认设置状态 |
| | 零速采样 | 零扫描速度下的数据采样 | 适用于变化非常慢的生物信号观察 |
| | 打开 | 打开欲反演、剪辑的数据图形文件 | 反演文件；打印之前 |
| | 另存为 | 将反演的数据图形文件另起名储存 | 反演或剪辑后的文件另存 |
| | 打印 | 打印数据图形 | 打印实验结果 |
| | 打印预览 | 预览欲打印的图形 | 打印前浏览图形效果 |
| | 上一次实验配置 | 打开前一次实验设置（包括信号选择、滤波、显速、实验标记等参数） | 某段时间内，连续做同样内容的实验 |
| | 数据记录 | 数据图形记录存盘、非存盘之间切换 | 按下状态为记录，弹起状态为非记录 |
| | 开始 | 启动波形显示 | 输入信号选择后；解除暂停显示 |
| | 暂停 | 暂停数据采集与波形动态显示 | 仔细观察、测量某段波形 |
| | 停止 | 停止数据显示、记录或反演 | 结束当前实验或反演，系统参数复位至开机时的状态 |
| | 切换背景颜色 | 在黑色和白色这两种常见的颜色中进行切换 | 切换显示通道背景颜色 |
| | 格线显示 | 删除、添加背景标尺格线 | 显示背景没有标尺格线时，单击可以添加背景标尺格线；有格线时，单击可以删除 |
| | 通用标记 | 显示窗口的顶部添加一个通用实验标记，其形状为："序数↓" | 实验记录时，需添加通用实验标记则单击 |
| | 两点测量 | 测量任意通道内某个波形的最大值、最小值或两点之间时间和信号的变化率 | 实验记录、数据图形反演时测量任意通道内某个波形的数据，其结果显示在相应通道的通用信息显示区 |
| | 区间测量 | 测量任意通道内某一段波形的频率、最大值、平均值及面积等参数 | 实验记录、数据图形反演时测量任意通道内某个波形的数据，其结果显示在相应通道的通用信息显示区 |
| | 参数设置窗口 | 设置在用的实验模块中某些已有的自选参数 | 实验过程中改变某些有自选参数设置的实验模块的初始参数设置 |

续表

| 图标 | 命令名称 | 功能 | 用途 |
|---|---|---|---|
| | X-Y输入窗口 | 描绘X-Y向量图 | 描绘心电向量环、压力-变化率环、压力-速度环等分析、血压与血压变化率关系的X-Y曲线 |
| | 图形剪辑窗口 | 提供修改剪辑图形的场所和工具,分为图形剪辑页和图形剪辑工具条两部分 | 拼接和修改从原始数据通道剪辑的波形图 |
| | 图形剪辑 | 剪辑通道显示窗口中选择的一段波形,连同这段波形中测出的数据一起以图形的方式发送到剪贴板中 | 实验过程或数据反演中,将剪辑的图形粘贴到Word、Excel或画图中 |
| | 数据剪辑 | 剪辑选择的一段或多段反演实验波形的原始采样数据,按BL-420格式提取出来,并以BL-420格式保存 | 实验波形反演时,剪辑有用的原始采样数据,形成剪辑后的BL-420格式文件 |
| | 关于 | 打开"关于"对话框,显示本系统信息 | 了解本系统信息 |
| | 及时帮助 | 单击后,鼠标指示将变成一个带问号的箭头,此时用鼠标指向屏幕的欲求帮助部位,然后按下鼠标左键,将弹出关于指定部分的帮助信息 | 寻求帮助 |

### (三) BL-420生物机能实验系统操作步骤

**1. 开机**

当计算机各接口连接完毕后,才能开机。

**2. 启动程序**

在Windows桌面或程序,鼠标左键双击BL-420生物机能实验系统快捷图标。进入BL-NewCentury软件主界面。

**3. 开始实验的方法**

(1) 实验项目菜单输入　如将要做的实验在"实验项目"菜单内存在,则鼠标单击菜单条的"实验项目"菜单项,弹出下拉式菜单,移动鼠标,选定实验系统及内容后,用鼠标左键单击该项,系统自动进入已设置基本参数并启动实验。如果在进入某实验模块时出现有参数调节的对话框,则调节相关参数,然后按"确定"按钮即可。

(2) 输入信号菜单选择输入　如所做的实验在"实验项目"栏内不存在,则鼠标单击菜单条的"输入信号"菜单项,弹出下拉式菜单,移动鼠标,选定"通道及输入信号类型"(压力、张力、肌电等)并单击。如需要多通道输入,则重复以上步骤。通道参数根据实验内容设置。

此外，还可通过工具条上"打开上一次实验设置"按钮进而经 BL – NewCentury 软件"文件"菜单中的"打开配置"命令启动波形采样。

4. 调节屏幕显示方式

根据实验要求选择单通道全屏显示或多通道同时显示。如以全屏方式显示某通道信号，只需用鼠标左键双击该通道任何一部位即可完成。如要恢复原来的通道显示，同样鼠标左键双击全屏显示的任一部位。用鼠标可随意拖动每个通道间的横分隔条以调节通道的大小。

5. 参数调节

系统设置的初始参数是经大量生理实验并由理论验证获得的，基本能够满足实验的要求，但考虑到实验对象机体本身存在的个体差异，为了使实验者能够获得最佳的实验效果，在实验过程中仍然可以调节各通道的实验参数，如增益（G）、时间常数（T）、滤波（F）、扫描速度等，这些控制按钮都在 BL – NewCentury 软件主界面右边的参数控制区中。

（1）增益　增益是指生物机能实验系统的硬件放大倍数。在实时实验中，增益旋钮的调节将影响到硬件放大器的放大倍数；在数据反演时，它将影响到软件设定的放大倍数。将鼠标移动到增益控制旋钮（G）上，单击鼠标左键可使增益增高；单击鼠标右键则可使增益降低。

（2）滤波和时间常数　实质都是指滤波，但是不同性质的滤波。滤波是指高频滤波（低通滤波），它的作用是衰减生物信号中带入的高频噪声，而让低频信号通过。位于增益控制旋钮的右侧，将鼠标移动到高频滤波控制旋钮（F）上，单击鼠标左键可使滤波频率降低；单击鼠标右键则可使滤波频率增高。时间常数是指低频滤波（高通滤波），它的作用是衰减生物信号中所带入的低频噪声，而让高频信号通过。将鼠标移动到时间常数控制旋钮（T）上，单击鼠标左键可使滤波频率降低；单击鼠标右键则可使滤波频率增高。滤波和时间常数的作用是将需要观察的生物机能信号从其他机能信号或噪声信号中分离出来。

（3）扫描速度　扫描速度的调节是指改变通道显示波形的速度。如果要改变哪一通道的扫描速度，需用鼠标点击该通道扫描速度调节器的绿色三角形图标，按下鼠标左键，然后用鼠标拖动三角形图标，向右移动时，扫描速度增大；反之则减少。另外，如果在绿色三角形的右边单击鼠标左键，扫描速度将增加一档；左边单击鼠标左键，扫描速度将减少一档。

6. 刺激器的使用

刺激器调节区位于 BL – NewCentury 软件主界面左上角，在工具条下方，其内部包含两个与刺激器调节相关的按钮，分别是打开刺激器调节对话框按钮（ ⌐ ）和启动刺激器按钮（ ⌐ ）。BL – NewCentury 采用 Windows 系统标准对话框的形式来设置刺激器的参数。在设置刺激器参数对话框中有"设置"和"程控"两个属性页，每一个属性页相当于一个子对话框（图 3 – 5）。可根据实验需要调节，用鼠标单击某项参数右边的两个上、下箭头为粗调，下边的两个左、右箭头为细调。根据实验的要求，可选择下列项目：

（1）刺激模式　有粗电压、细电压、粗电流、细电流等。

（2）刺激方式　单刺激（为默认选择）、双刺激、串刺激、连续单刺激与连续双刺激。

（3）刺激强度　电压幅度在 0～35V 的范围可调，电流强度在 0～10mA 的范围可调。

（4）刺激波宽　调节刺激器脉冲的波宽，单位为 ms，范围 0～200ms。

（5）刺激频率（或刺激间隔）　调节刺激频率（适用于串刺激和连续刺激方式），范围 0～2000Hz。

当需要给标本刺激时，使用鼠标单击刺激参数调节区中的启动刺激按钮；需停止刺激时，用鼠标再一次单击该按钮。

图 3-5　刺激器参数调节

**7. 实验标记**

实验过程中常需要对发生的事件如用药、刺激等做标记，以明确实验过程的变化。在该系统中刺激标记有两种类型：一种是特殊实验标记，另一种是通用实验标记。在选择不同的实验项目时，BL-NewCentury 软件可根据需要自动选择一组特殊实验标记。但在绝大多数情况下，软件不会自动做这种选择，需要自己选择一组特殊实验标记。单击整个窗口右上角的"打开特殊标记编辑对话框"命令，即可打开"特殊标记编辑对话框"，在该对话框中，可根据需要选择一组特殊实验标记，如果对话框中没有所要的标记组，可以立刻生成一组自己需要的实验标记组。选定标记内容后，移动鼠标到显示区任意位置，左键点击即可。通用实验标记对所有的实验效果都适用，其形式为在通道显示窗口的顶部显示一个向下箭头，箭头前面有标记顺序的数字，如1、2、5等，箭头的后方则显示添加标记的绝对时间。添加通用实验标记的操作很简单，只需按下工具条上的通用实验标记命令（ 按钮即可。

**8. 心电记录**

BL-420 采用两种心电记录方式，分别为单导联和全导联心电记录。

（1）单导联心电记录　在实验中只记录一个导联的心电，可选用该方式。我们只需将普通信号输入线按心电导联连接方式，连接在不同的肢体上，信号输入线插在所需通道上，调节好所需参数，即可在该通道上记录出该导联的心电。比如，引导动物标准Ⅱ导联心电的连接方法：用针头分别插入到动物的右上肢、左下肢和右下肢，引导电极上的黄色鳄鱼夹与右上肢针头连接，红色鳄鱼夹与左下肢针头连接，而黑色鳄鱼夹与右下肢针头连接即可。

（2）全导联心电记录　如果需要同时记录 4 个导联的心电，选用该方式。全导联心电的连接方法，1 通道（右前肢）、2 通道（左前肢）、3 通道（左后肢）、4 通道（胸导联）、接地线（右后肢）。计算机内部对这些独立通道的心电信号将自动合成，4

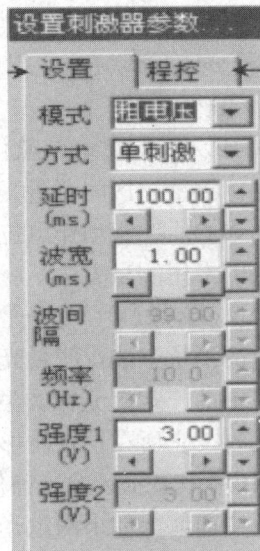

个通道显示不同导联的心电，各通道所显示的心电导联可以通过对话框自行调节。如果不需要记录胸导联心电，则不必连接 4 通道输入信号。

9. 数据测量

在 BL – NewCentury 软件中有多种数据的测量方法，它们是：光标测量、加 Mark 标记的光标测量、区间测量、两点测量、细胞放电数测量等，这些都是通用的数据测量方法；而如心肌细胞动作电位测量和血流动力学参数测量等数据测量方法则是针对具体实验模块的专用测量方法。我们主要介绍通用数据测量方法。

（1）光标测量　用于测量光标测量波形曲线上指定某点数值结果的测量方法，是最简单的测量方法。测量光标是指在波形曲线上运动的一个小标记，其形状可以通过设置菜单中的"设置光标类型"命令进行设置，当测量光标在波形曲线上随鼠标的移动而移动时，它所在位置波形曲线的当前数值被测定出来，并显示在参数控制区的右上角（或通用参数显示区的当前值栏中），所以当测量光标单独移动时，它只能测量波形曲线上的当前值。如果测量光标与 Mark 标记配合，那么当测量光标移动时，它测量的将是 Mark 标记和测量光标之间的波形幅度差值和时间差值（测量的结果前加一个 Δ 标记，显示的数值是一个差值），相当于简单的两点测量，测量的结果显示在通用显示区的当前值和时间栏中，这就是加 Mark 标记的光标测量。

（2）两点测量　该命令用于测量任意通道内某个波形的最大值、最小值、峰值及两点之间的时间和信号的速率、变化率。测量的数据自动显示在该通道通用信息区内。方法：鼠标单击工具条上的"两点测量"按钮，移动鼠标，将箭头指向被测波形的第一点单击确定，而后鼠标移动至被测波形的第二点，此时，一条随鼠标移动的红线连接在第一点和第二点之间，该连接线代表被测信号的路线轨迹。当第二点确定后，单击鼠标，被测信号的参数即被显示出来，单击鼠标右键结束两点测量。

（3）区间测量　该命令用于测量欲测通道图形的任意一段波形的频率、最大值、平均值以及面积等参数。方法：鼠标单击工具条上的"区间测量"按钮，此时图形暂停扫描，移动光标至欲测区间的起始端并单击鼠标左键，通道内出现一条垂直的直线，当移动鼠标时，出现另一条垂直的直线，该直线会跟随鼠标的移动而左右移动，如果将该直线移动到适当的位置，按下鼠标左键则确定了测量区间的终端。此时，在被测量图形段内出现一条水平直线。用鼠标上下移动该直线，选定频率计数的基线，鼠标单击以示确定（水平直线也代表该区间的时程，用此测量方法同样可以测量某波形的时程）。这时所有被测量的参数自动显示在该通道信息区内，单击鼠标右键结束本次测量。

10. 暂停或结束实验

如要仔细观察正在显示的某段图形，鼠标单击工具条上的暂停按钮（ ❚❚ ），此时该段图形将被冻结在屏幕上。如需继续观察扫描图形，鼠标单击开始按钮（ ▶ ）即可。

当实验完成需要结束的时候，用鼠标单击工具条上的实验停止命令按钮（ ■ ），此时会弹出一个存盘对话框，提示你给刚才记录的实验数据输入文件名（文件名自定），点击"保存"。如没输入文件名，计算机将以"Temp. dat"作为该实验数据的文件名，并覆盖前一次相同文件名的数据。

11. 实验结果处理

（1）图形反演及选择　实验结果处理须先将存盘记录保存的图形重新播放（即反演）以供处理。用鼠标单击工具条上打开命令按钮（　　），将弹出"打开"对话框。在文件名表框中找出所需文件并单击，即可打开该文件，用鼠标拖动屏幕下方的滚动条进行查找。主界面的右下角设置有"波形横向展宽"按钮和"波形横向压缩"按钮，在反演时，可根据实验的要求，将记录波形进行展宽或压缩，以便在一幅图上获得较理想的曲线。

（2）图形剪辑

①在实时实验过程或数据反演中，按下"暂停"按钮使实验处于暂停状态，按下"图形剪辑"（右上方剪刀形标记）按钮使系统处于图形剪辑状态。

②对有意义的一段波形进行区域选择，用鼠标选定并按住左键拖动鼠标选择，剪辑区域此时被选定区域变黑，松开左键即可进入剪辑页（剪辑窗口）。

③进行区域选择以后，图形剪辑窗口出现，上一次选择的图形将自动粘贴进入到图形剪辑窗口中。

④选择图形剪辑窗口右边工具条上的退出按钮（　　），退出图形剪辑窗口。

⑤重复上述步骤，剪辑其他波形段的图形，然后拼接成一幅整体图形，此时可以打印或存盘。

（3）输入实验组号及实验人员名单　实验完成，需要在实验结果上打印实验组号及实验人员名单。输入方法为：用鼠标单击菜单条上的"设置"项，选择"实验人员"菜单命令，将弹出"实验人组及组员名单输入"对话框，用键盘输入实验人员名单及组号，最后按"确定"按钮完成编辑。

（4）打印

①图形剪辑打印：完成图形剪辑后，用鼠标单击工具条上的"打印"命令项，此时弹出定制打印对话框，其中有打印比例、位置等参数供选择。比例有 50%、100%，选择 50% 可以在 1 页纸上打印 4 幅图形。

②数据图形打印：在实验进行或反演过程中，如果遇到需要的图形，同样可以用鼠标单击工具条上的"打印"命令项，弹出定制打印对话框，选择打印比例、位置等参数，即可打印出有实验数据的图形。

**（四）BL－420 生物机能实验系统使用注意事项**

（1）在开机状态下，切忌插入或拔出计算机各插口的连线。

（2）切忌液体滴入计算机及附属设备内。

（3）未经允许，不得随意改动计算机系统的设置。

（4）开始记录时，注意是否在记录状态下（记录按钮是否已变红），否则没有数据存盘，反演时无记录图形数据。

（5）未经许可不得自带软盘上机操作。

## 二、BI-2000 图像分析系统

医学图像分析技术的应用范围大致分为两种：一种是静态图像分析，如组织细胞学的形态分析、临床诊断常用的如 CT 检查等；另一种是动态图像跟踪分析，如机能学实验的微循环观察和小鼠迷宫行为的分析等。随着计算机多媒体系统技术的发展日趋成熟和完善，动态医学图像分析弥补了静态图像不能实时跟踪、计算、分析和记录存盘的缺陷。本节主要对 BI-2000 图像分析系统做简单介绍（图 3-6）。

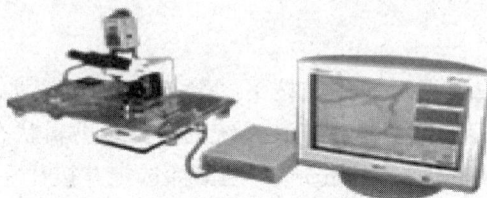

图 3-6　BI-2000 图像分析系统

### （一）BI-2000 图像分析系统的功能结构

如图 3-7 所示，被观察对象首先通过显微镜放大，由摄像头摄取图像并输入到计算机内的专用图像捕获卡，进行 A/D 转换后，由 BI-2000 图像分析系统软件对数字图像进行处理，从而实现了对图像的分析、测量。同时，通过图像捕获卡对实时视频图像信号的压缩处理，在计算机内记录存盘；还可以在电视上实时地显示数字录像，起到电视教学的效果。

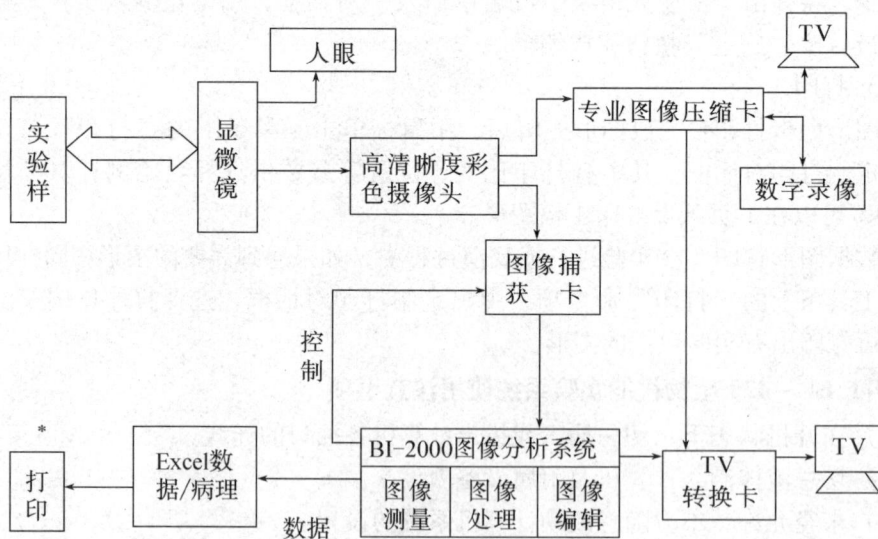

图 3-7　BI-2000 图像分析系统的功能结构图

## （二）BI-2000 图像分析系统功能简介

### 1. 静态图像分析

该系统可对一幅形态组织学切片图像或其他静态图像进行物理几何测量（如面积、周长、直径等）；还可以对图像进行目标区域的选取，一旦选定目标，系统将自动得到平均光密度、平均灰度、目标分布密度、目标面积和区域面积等的像素灰度分析（如免疫组化的测量分析等）。

如图 3-8 所示，BI-2000 图像分析系统提供了组织切片的形态学参数测量功能，可以自动或交互方式测量目标的周长、面积、长度、形状因子、平均灰度和黑度等几何参数，所有结果自动保存到 Excel 文件中供分析统计使用。

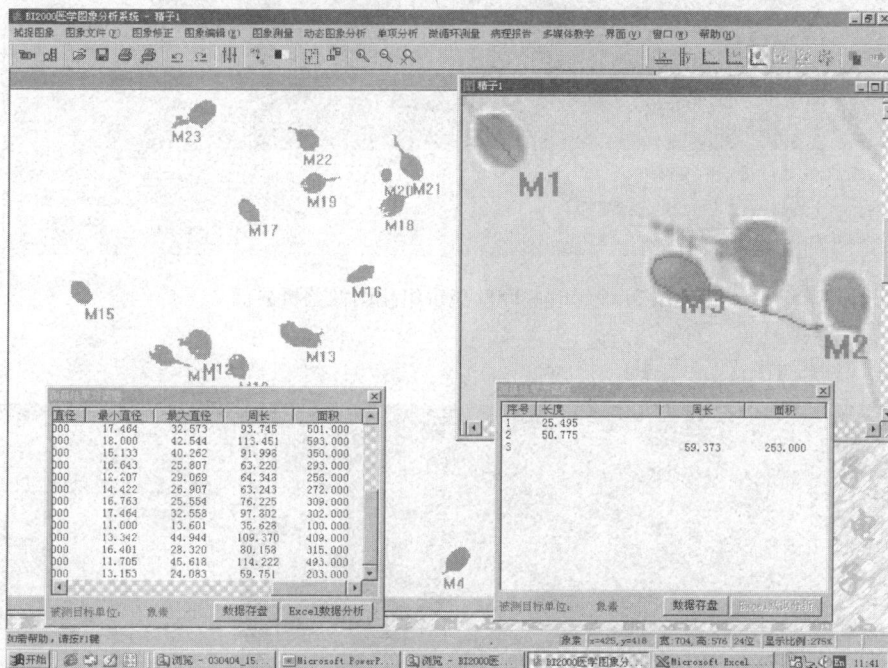

图 3-8　BI-2000 图像几何参数测量界面

如图 3-9 所示，BI-2000 图像分析系统提供了免疫组化图像分析测量功能，可以采用灰度法和冷暖色调分离两种方法自动分离阳性区域，自动测定阳性区域的积分光密度（IOD）、平均光密度（AOD）、平均灰度和目标面积等参数。本系统还提供了对一组序列切片测定截面积的方法，以及自动估算体表面积和体积的功能。

### 2. 动态图像分析

BI-2000 图像分析系统不仅可对活体的组织器官或器官血流动力学状态进行观察测量，如心肌细胞的活性分析、毛细血管的微循环观察；还可以对处于运动状态的动物进行跟踪测量分析，如 Morris 水迷宫行为分析（图 3-10）、自发活动跟踪分析等。

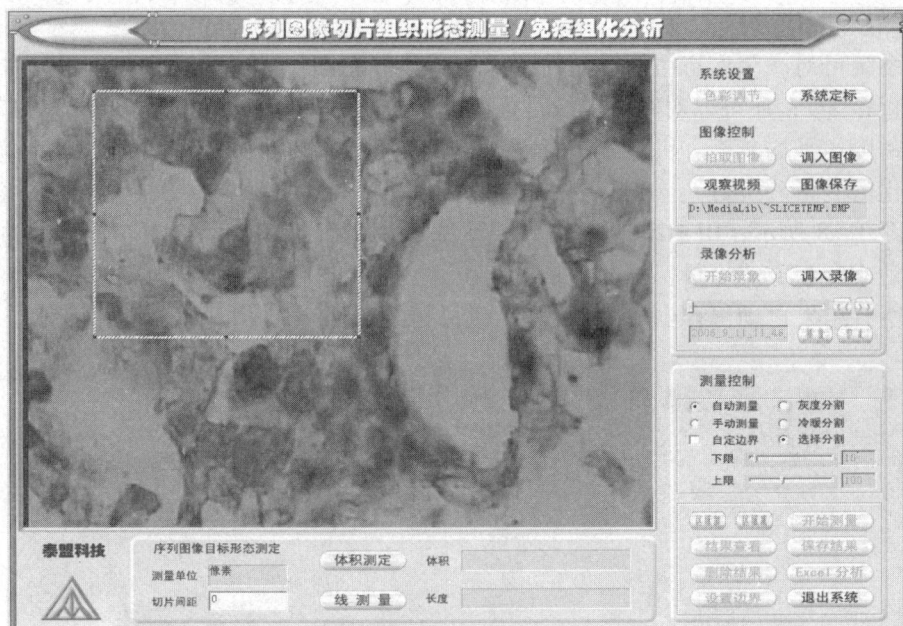

图 3-9  BI-2000 免疫组化图像分析界面

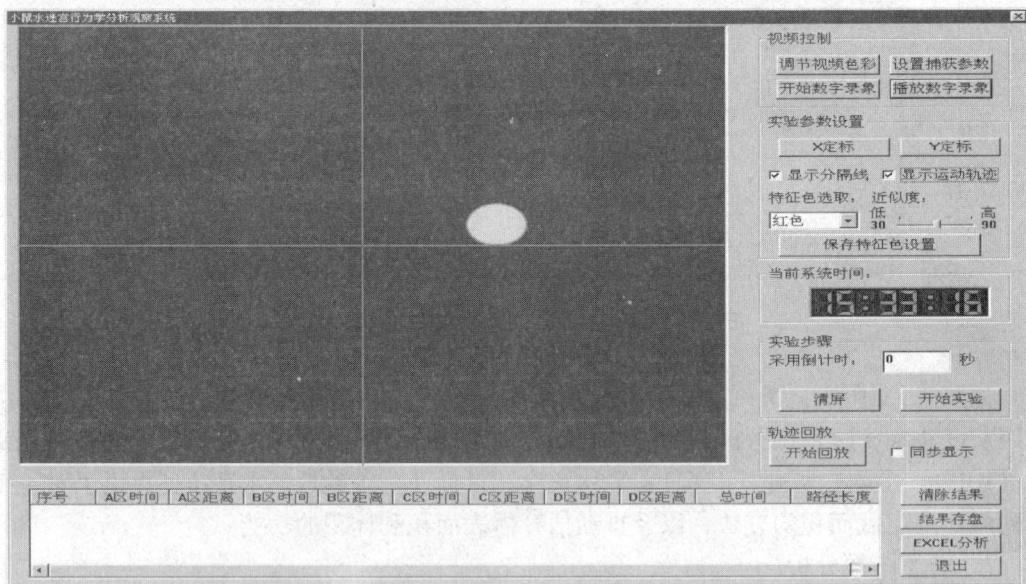

图 3-10  BI-2000 Morris 水迷宫行为分析测定界面

**（三）BI-2000 图像分析系统微循环操作介绍**

微循环观察实验是在微循环动态状况下对血液流速及毛细血管管径、形态、数量等进行的观察分析，通过该系统可以方便地观察、记录微循环变化的过程。

1. 设备安装

（1）显微镜、摄像头安装　把摄像接口支架按镜头安装方式与摄像头连接，旋紧，重新装回显微镜架上，螺丝固定；连接摄像头电源。

（2）信号线安装　视频信号线一端连接摄像头，另一端直接与图像捕捉卡接口连接。

2. 确定实验内容

在桌面上双击""图标，系统将自动进入微循环观察界面，如图3－11所示。

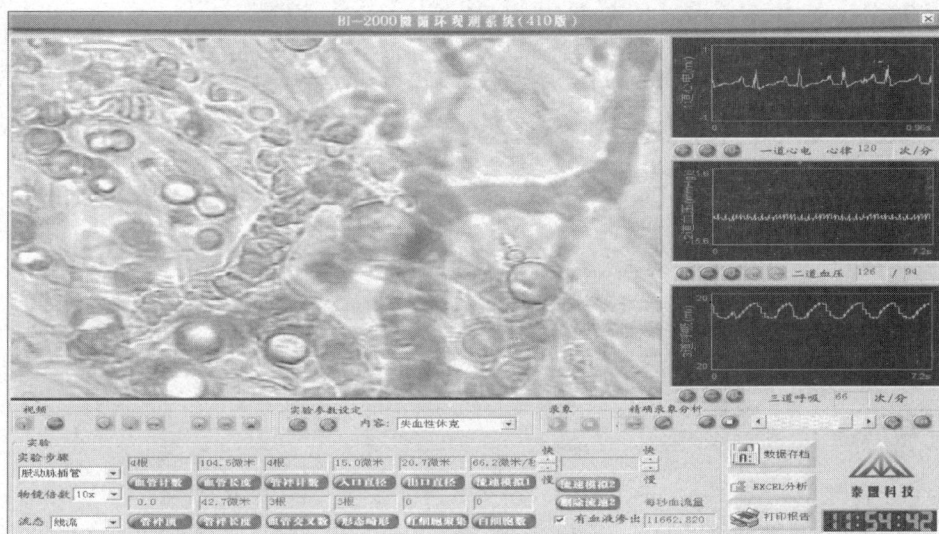

图3－11　微循环观察界面

3. 实验内容和步骤设置

可自行编辑新的实验内容及相应的实验步骤（图3－12）。

在实验名称和实验内容栏内点击鼠标，可以输入或修改相应的名称，如果需要删除、移动排列次序，点击上部的按钮，鼠标移动到每个按钮上面都会给出相应的操作提示。按"确定"按钮，系统可保存修改并退出；按"取消"按钮，不保存修改并退出。

4. 图像摄取

在微循环显微镜下放入实验活体，调节好焦距。通过调节显微镜的视野，寻找一幅微循环较佳的图像，进一步调节显微镜的焦距，使屏幕上的图像更清晰。

5. 调节视频色彩

如果对图像的色彩不满意，选择"调节视频色彩"，系统弹出下列对话框，如图3－13所示。

色彩调节包括以下参数：

①色彩饱和度　使当前视频图像色彩饱和度改变，向右拖动滑条加大色彩饱和度，

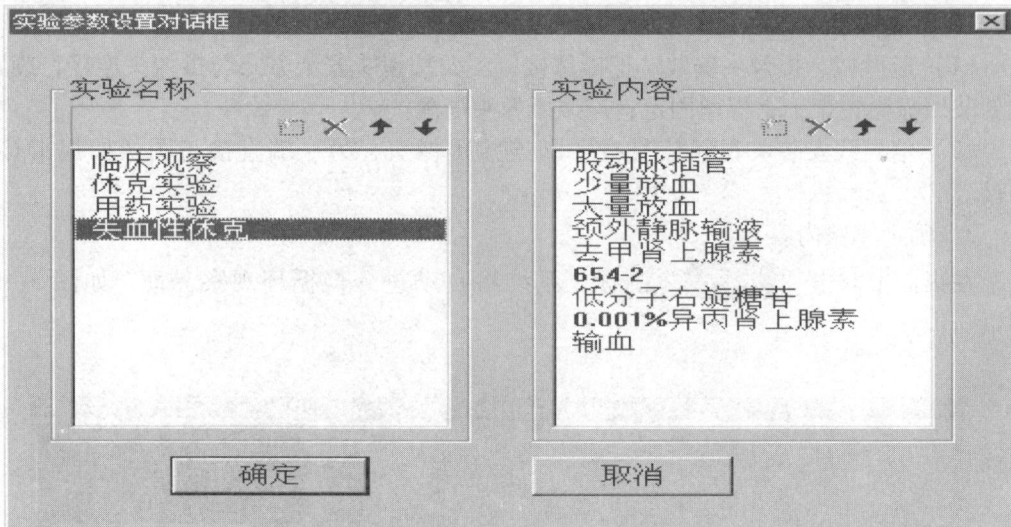

图3-12 实验参数设置

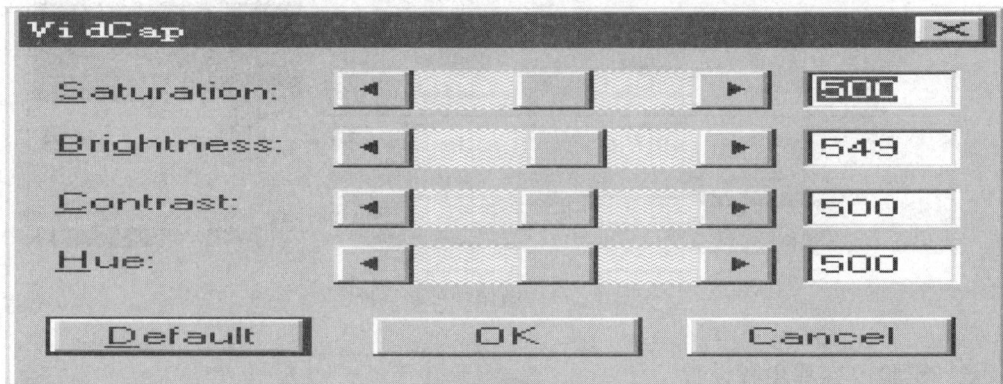

图3-13 调节视频色彩对话框

图像彩色效果变强；向左拖动滑条减低饱和度，图像色彩变暗。

②亮度 使当前视频图像亮度改变，向右拖动滑条使亮度加大、图像变白；向左拖动滑条使亮度减低、图像变暗；

③对比度 使当前视频图像对比度改变，向右拖动滑条使对比度加大；向左拖动滑条使对比度减低。

④色度 使当前视频图像色度改变，向右拖动滑条加大色度，向左拖动滑条色度减低。

任意调节这几个参数，满意后按"OK"、"保存"、"退出"，Default恢复默认值。

6. 开始实验

（1）观察视频图像　如果想全屏幕观察视频，在视频区域内双击鼠标左键，系统切换到全屏幕观察，这时无法测量数据，再双击鼠标左键，回到原来测量状态。

（2）开始测量数据　在测量每个参数前，先读出当前的物镜倍数，如果物镜倍数与定标时物镜倍数相同，"物镜倍数"栏填"1"，对固定物镜来说，该栏一直为"1"，但如果是可调物镜倍率，该栏中填入当前物镜倍数/定标物镜倍数的比值。建议对可调物镜，定标在1倍物镜下进行，以后该栏内可以输入当前物镜的实际倍数。

该系统可实现交互测量毛细血管的口径、数目、长度等。在进行某项计数测量时，用鼠标单击相应的功能按钮，鼠标指针自动限制在视频区域范围内；只需要点击相应的计数位置，系统自动显示、记录计数值；计数完毕，点击鼠标右键退出计数（系统在该计算机上进行测量以前，需要用微分刻度标尺对系统定标）。

计数类测量，如"血管计数"、"血管交叉数"，点击相应功能按钮后，鼠标指针自动限制在视频区域范围内，只需要点击相应的计数位置，系统自动显示计数值，计数完毕，点击鼠标右键退出计数。

状态选择类功能有"实验步骤"下拉列表、"流态"下拉列表和"渗出"选项，下拉列表选择时在该类选项上点击鼠标左键，系统自动弹出选项供选择。"渗出"选项为开关选择，打勾表示选中，有渗出。系统自动记录测量数据。

直线类测量，点击相应功能按钮后，在测量的起始点按下鼠标左键不放，拖动到终点放开鼠标左键，测得的长度信息自动记录到相应的栏内。

流速模拟测量，点击相应功能按钮后，选取一段有代表性的相对较直的血管，顺着血液流速方向拉出直线（类似直线测量方式），调节流速按"快"/"慢"按钮，直到认为接近为止。这种流速测定方式提供了最大的操作简便性，但由于人为的观察判断常导致一定的误差。如果需要精确测定流速，可以数字录像，然后在"多媒体教学"的"录像播放"中提取相邻两幅图像，确定目标的两个位置后，精确测出流速数据，但是这种方式定位目标难度较大。

观察系统时钟，是否该进入下一步，点击"实验步骤"选项，选择下一步骤的名称，系统自动提示是否所有参数已经测量完毕。重复以上步骤。

在进行参数测定时，系统自动对每一步提示数据测定的完整性备用户自查。测定完成后，各个步骤数据选择数据处理部分的按钮可以完成存档、打印等功能。

7．数字录像和拍取图像

（1）开始录像　需要记录某一段视频时，可以选择"开始数字录像"功能，系统自动按照以前的视频设置模式进行记录，由于数字压缩需要计算机更多资源，如实时压缩计算和存盘等工作，所以系统开始数字录像后处于满负荷工作状态，鼠标光标由箭头转化为沙漏形状，因此除了停止录像外，不能同时进行其他测量操作，但是还可以继续观察。开始录像后，按钮文字自动变成"保存数字录像"。停止录像时在视频区域内点击鼠标右键，鼠标光标由沙漏形状变成箭头，同时磁盘灯停止闪烁。保存数字录像时由于数字录像暂时以日期-时间的形式保存，所以停止数字录像后，必须选择"保存数字录像"、"确认"、"保存"。保存后系统提示已经按月-日-时-分方式为该录像取名，如果需要重新命名，按"是"。在接下来的对话框内输入想要的名字，点击"确定"即可。不想改名请按"否"。系统自动将数字录像文件保存到程序运行目录的 data-base\video\子目录下面，便于管理。

（2）播放/停止播放数字录像　对于刚才录制的数字录像，可以选择"播放数字录像"按钮直接播放，这时视频区自动切换到播放状态，按钮文字变成"停止播放数字录像"，点击，视频区域切换回到观察状态。

（3）视频冻结　选择"视频冻结"按钮，这时视频区动态图像成凝固状态，按钮文字变成"视频解冻"，这时想保存图像，选择"图像保存"按钮，可以对当前冻结图像保存。点击"视频解冻"，视频区域切换回到观察状态。

（4）电子照相快门　如果需要将当前视频图像捕获下来，可以选择"电子照相快门"，系统自动拍取一幅图像，但并不退出观察状态，因此可以选择该按钮拍取任意多幅图像。

退出微循环测量窗口以后，可以对这些图像进行保存、分析、测量等功能。

8. 数据存档和分析

数据处理部分包括将所有步骤的测量结果保存为 Excel 数据文件、马上调出 Excel 程序进行分析、实验结果讨论区输入多行讨论内容、打印本次微循环实验报告。

（1）Excel 数据存档　选择该功能可以将测量完成的微循环各个阶段数据保存成 Excel 数据格式。选择该按钮后，在文件保存提示框内输入想保存的文件名称，按"确定"即可。

（2）Excel 结果数据分析　选择该功能，系统自动调入 Excel 程序分析刚才保存的实验结果。

（3）实验结果讨论区　在结果讨论区内点击鼠标左键，出现直线光标后可输入结果讨论内容，按回车可以输入多行文本，本内容主要用于直接打印到微循环实验报告中。

（4）打印微循环实验报告　当测量完成所有数据后，如果需要输入实验结果，要在实验结果讨论区内输入，然后选择打印，这时弹出下列对话框（图 3 - 14）。

系统自动输入有关打印实验报告的有关内容和参数。准备好打印机后，选择"开始打印"，系统自动打印微循环实验报告；"取消打印"，则退出打印请求，回到微循环观测窗口。

9. 观察生理机能信号

在实验过程中需要观察动物呼吸和血压变化曲线（该计算机上需要安装 BL - 420 生物机能实验系统），在界面的右上方自动显示出被测动物的有关生理机能信号。

10. 实验结束

点击"关闭"按钮可以回到系统主控界面。

**（四）注意事项**

在实验过程中如玷污显微镜，造成视像不清时，可用无水乙醇及时清洁镜头，保证观察的图像清晰。

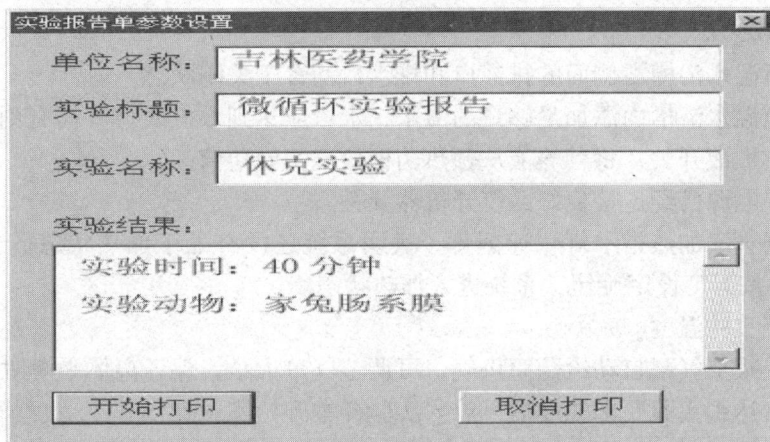

图 3-14 实验报告参数设置对话框

## 三、恒温平滑肌槽

恒温平滑肌槽（图 3-15）主要用于平滑肌生理实验中，调节和维持实验环境（如实验药液）温度，从而保证离体平滑肌的生理活性，使相关实验顺利进行。

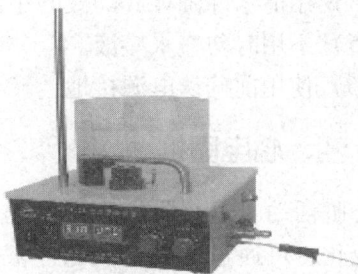

图 3-15 恒温平滑肌槽

### （一）恒温平滑肌槽各部分功能简介

（1）自动加液按钮　按下按钮将预热筒的营养液泵到实验药筒，松开后自动停止泵液。

（2）气量微调　用于对药筒内的气量进行微调。当使用内置空气泵通气时，可先用面板上的气量调节进行粗调，当通气量已经调小后再使用气量微调进行微调。

（3）预热药筒　用来存储实验用的营养液。营养液先在预热筒中预热，然后通过按下自动加液按钮让其自动流到实验药筒。

（4）实验药筒　实验标本通过随机配件中的实验片固定在实验药筒中，可用滴管向实验药筒滴入药液来进行实验。用过的营养液可通过打开设备侧板的放液阀向外排放，排放后要用预热筒中营养液将其冲洗数遍，实验效果更佳。

本着一机多用的原则，本设备提供了两个大小不同的实验药筒。可根据实验标本的大小来选择实验药筒。实验时要将不用的药筒取下，确保使用时只有一个药筒插在药筒座上，以保证温度的可控性。

更换药筒时先将原来的药筒取下，然后再插上需要的药筒。

大小实验药筒比较：

大实验药筒：材料为有机玻璃，传热慢，升温所需时间长，主要用于当实验标本太大，小药筒无法满足实验要求的情况。

小实验药筒：材料为玻璃，传热快，升温所需时间短，并且带有刻度。

## （二）使用方法

（1）将恒温水浴槽右侧面的排液口和排水口均置于关闭状态。

（2）在恒温水浴槽内添加足够量的清水，水量应达到水位线（外筒有刻度）。

（3）按下加液开关，将营养液从预热药桶放至实验药筒。

（4）确保电源已经连接良好，打开机器开关。

（5）数码管和加热指示灯快速闪烁，表明系统还没有处于加热状态；当确认水浴槽内加水后，按温度设定旋钮，系统进入加热状态。

（6）设定实验温度。

（7）内置式空气泵自动给药筒供气，可调节气量大小，保证离体平滑肌的活性。

（8）温度达到实验要求温度后可放入实验样本开始实验操作。

## （三）注意事项

（1）出气嘴不允许加水进去。

（2）水浴槽内无水时严禁开机。

（3）设备每次使用后，要将水浴槽内的水排放干净。

（4）用清水冲洗存放药液的小筒，防止放液阀被药液腐蚀和出气嘴被残流物阻塞。

（5）不用时勿盛水盛液。

（6）使用前确认电源接地。

## 四、心电图机

心脏活动时，心肌细胞产生的生物电信号变化，可通过导电组织和体液传导到体表。在体表任意两点间存在电位差，将测量电极放置在人体表面的一定部位记录出来的心脏电变化综合性曲线称为心电图。心电图机是记录心电图的专用仪器，可将微弱的心电信号取出并加以放大，然后通过热笔电极记录在纸上，供临床医生和研究者参考。心电图机种类很多，下面介绍 XD－7100 单道心电图机的使用、维护与注意事项。

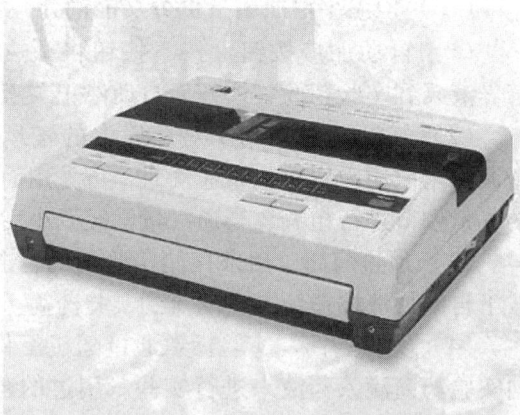

图 3－16　心电图机

1. 环境要求

（1）室内要求保持温暖（不低于 18℃），以避免因寒冷而引起的肌电干扰。

（2）使用交流电源的心电图机必须接可靠的专用地线。

（3）放置心电图机的位置应使其电源线尽可能远离导联电缆，旁边不要摆放其他电器具（不论通电否）及穿行的电源线。

2．准备工作

（1）将动物麻醉并固定四肢，如为金属手术台，则需在动物身体下方铺木板或报纸以绝缘，同时要保证动物身体干燥。

（2）待动物肢体放松，呼吸平稳时，连接四肢肢导（红——右上，黑——右下，黄——左上，绿——左下），必要时连接胸导（连接方式见说明书）。

注意：将针状电极插入四肢皮下时，要提起皮肤插入，以免误入肌肉引起肌电干扰。

（3）若放置电极处有污垢，则应先清洁皮肤。

3．描记心电图

（1）本机为热敏式心电图机，在记录前应开机预热，一般30s即可。

（2）按照心电图机使用说明进行操作，常规心电图应包括肢体的 I、II、III、aVR、aVL、aVF 和胸前导联的 $V_1 \sim V_6$ 共 12 个导联。我们一般只记录肢体 II 导联变化的情况。

（3）根据具体情况选择是否使用交流电滤波或"肌滤波"。一般情况下为避免图形失真尽量不用。

（4）用手动方式记录心电图时，要先打标准电压，每次切换导联后，必须等到基线稳定后再启动记录纸，每个导联记录的长度不应少于 3~4 个完整的心动周期（即需记录4~5 个 QRS 综合波）。

（5）遇到下列情况时应及时做出处理：发现记录的心电图有肌电干扰时，应检查电极是否插入肌肉，并重新调整电极；如果发现心率过快或者 R 波幅度较低，应注意动物是否麻醉完全，如动物状态未稳定，应等其生理指标稳定后再进行检测；如发现正常状态时 P 波倒置，应重新调整电极。

4．常用参数

大鼠、小鼠：纸速 50mm/s，灵敏度 2mV ＝ 10mm

狗、兔：纸速 25mm/s，灵敏度 1mV ＝ 10mm

5．注意事项

（1）麻醉选择　戊巴比妥钠对心脏有抑制作用，特别是在静脉注射速度快时，可抑制心肌收缩，加快心率，使 ST 段移位，T 波倒置。吸入性麻醉药三氯甲烷对心脏有毒，可引起心律失常，故除非为引起心律失常不可用于心电图麻醉。乙醚能加快心率，氟烷减慢心率，乌拉坦和氯醛糖对心脏毒性较小，麻醉浓度亦稳定，补加过量或过快给予麻醉药都可影响心电图。

（2）体位的选择　体位可影响心电图，如豚鼠头部的位置可影响心电图波形；狗前肢和肩部位置对心电图波形影响最大。故在实验过程中应保持动物体位的固定。

（3）电极安置　通常用针形电极插入皮下较方便。如用平板电极则需要先剪毛或用硫化钡脱毛，并涂以导电膏或盐水，如果放置电极部位的皮肤有污垢或毛发过多，则应先清洁皮肤或剃毛。电极安放顺序：红——右前肢，黄——左前肢，绿——左后肢，黑——右后肢。

（4）电压定标和纸速选择　家兔等较大动物按人的心电图记录定标和纸速即可，

即 1mV = 10mm，纸速 25mm/s。大鼠、小鼠等动物电压较低，电压定标可放大，又因为小动物心率快，当超过 150～200 次时，可加快纸速为 50mm/s。图形更为清楚。

（5）排除干扰的方法　最常见的干扰原因包括电源插头接触不良、电极针头接触不良、地线接触不良或电极内焊脱落。如电极与皮下针头接触不良，应找出那个电极，可扭动导联选择开关；如 Ⅰ、Ⅲ 干扰而 Ⅱ 不干扰，可能是左前肢电极接触不良。

肌肉颤动为另一个常见干扰原因。可能是电极插入骨肉或动物因寒冷而发抖，或麻醉不足动物挣扎所致。

地线接触不良为 50Hz 同交流干扰，应接好地线。

电源干扰多发生在同一电源同时供给多个仪器使用时，应关闭其他电源或更换电源。

（6）影响动物心电图的因素　季节、温度、呼吸（小动物心电图受呼吸影响大，基线可随呼吸上下波动）、疾病（动物患病时心电图可有变异，故应选用健康动物做心电图记录）等都可以引起心电图的变化。

（7）仪器的日常维护

①导联电缆的芯或屏蔽层容易损坏，尤其是靠近两端的插头处，因此使用时切忌用力牵拉或扭转，收藏时应盘成直径较大的圆盘，或悬挂放置，避免扭转或锐角折叠。

②交、直流两用的心电图机，应按说明书的要求定期充电，以延长电池使用寿命。

③心电图主机应避免高温、日晒、受潮、尘土或撞击，用布盖好防尘罩。

④由医疗仪器维修部门定期检测心电图的性能。根据记录纸的热敏感性和走纸速度而调整笔的压力和温度。

## 五、小动物呼吸机

小动物呼吸机（图 3-17）多用于生物机能实验中，在动物麻醉或打开胸腔后不能进行自主呼吸时帮助动物进行被动呼吸，以便生物机能实验顺利进行。小动物呼吸机适用的动物包括：大鼠、豚鼠、仓鼠、兔、猫、猴及中小型狗等实验动物。

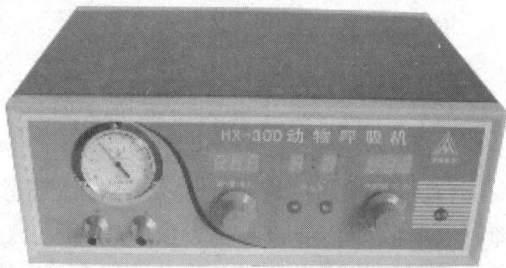

图 3-17　小动物呼吸机

**（一）使用方法**

（1）打开电源开关。

（2）将呼吸频率、呼吸时比、潮气量调到所需位置。

（3）将两橡皮管与动物气管相连通。

（4）按启动键即开始做人工呼吸。

（5）视动物情况调整各参数以保持最适人工呼吸。

**（二）技术指标**

（1）潮气量输出　潮气量调节范围 2～150ml（当潮气量在 70ml 以上时，应将潮气倍乘旋钮置于×2处）。

（2）呼吸频率　呼吸频率范围为 1～199 次/min（家兔多为 45 次/min）。

（3）呼吸时比　呼吸时比包括 1:1、1:2、1:3、2:1。

**（三）注意事项**

（1）连接到气管插管上的橡皮管尽可能短，以减少无效腔。

（2）潮气量、呼吸时比和呼吸频率三者之间会相互制约，如呼吸比为 1:1、潮气量为 300ml 时，呼吸频率的上限只能达到 33 次/min。

（3）在呼吸机的工作过程中可随时改变工作参数，按启动按钮重新设置参数即可生效。

## 六、722 可见分光光度计

722 可见分光光度计（图 3-18）能在近紫外、可见光谱区域对样品物质做定性和定量的分析。该仪器可广泛地应用于医药卫生、临床检验、生物化学、石油化工、环境保护、质量控制等部门，是理化实验室常用的分析仪器之一。

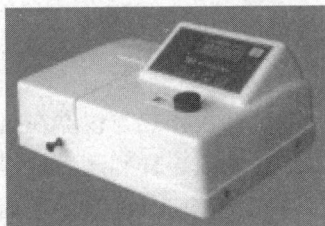

图 3-18　722 可见分光光度计

**（一）仪器的工作环境**

（1）仪器应安放在干燥的房间内，使用温度为 5～35℃，相对湿度不超过 85%。

（2）使用时放置在坚固平稳的工作台上，且避免强烈的震动或持续的震动。

（3）室内照明不宜太强，且避免直射日光的照射。

（4）电扇不宜直接吹向仪器，以免影响仪器的正常使用。

（5）尽量远离高强度的磁场、电场及发生高频波的电器设备。

（6）供给仪器的电源电压为 AC（220±22）V，频率为（50±1）Hz，且必须装有良好的接地线。推荐使用交流稳压电源，以加强仪器的抗干扰性能。使用功率为 1000W 以上的电子交流稳压器或交流恒压稳压器。

（7）避免在有硫化氢、亚硫酸氟等腐蚀气体的场所使用。

**（二）仪器使用**

1. 仪器在使用前应对仪器的安全性进行检查，电源电压是否正常，接地线是否牢固可靠，在得到确认后方可接通电源使用。

2. 仪器经过运输和搬运等原因，会影响波长准确度，应进行仪器调校后使用。

3. 仪器使用前需开机预热 20min。

4. 本仪器键盘共有 4 个键，分别为：

（1）A/T/C/F 键　每按此键来切换 A、T、C、F 之间的值。

A——吸光度（Absorbance）

T——透射比（Trans）

C——浓度（Conc）

F——斜率（Factor） F 值通过按键输入。

（2）SD 键 该键具有 2 个功能：①用于 RS232 串行口和计算机传输数据（单向传输数据，仪器发向计算机）；②当处于 F 状态时，具有确认的功能，即确认当前的 F 值，并自动转到 C，计算当前的 C 值（C = F×A）。

（3）▽/0% 键 该键具有 2 个功能：①调零：只有在 T 状态时有效，打开样品室盖，按键后应显示 000.0；②下降键：只有在 F 状态时有效，按本键 F 值会自动减 1，如果按住本键不放，自动减 1 会加快速度，如果 F 值为 0 后，再按键它会自动变为 1999，再按键开始自动减 1。

（4）△/100% 键 该键有 2 个功能：①只有在 A、T 状态时有效，关闭样品室盖，按键后应显示 0.000、100.0；②上升键：只有在 F 状态时有效，按本键 F 值会自动加 1，如果按住本键不放，自动加 1 会加快速度，如果 F 值为 1999 后再按键它会自动变为 0，再按键开始自动加 1。

### （三）注意事项

（1）开机预热，仪器在自检时不能按动任何按键，以免误操作。

（2）测前装样和测后取样都要先将样品架拿出来避开接触主机。

（3）比色皿只能拿毛玻面，装液量要大于比色皿容量的 1/2，小于 3/4，皿外壁若有残液，必须用擦镜纸擦净，透明面置于光路上。

（4）比色皿用后倒去溶液，冲洗干净倒扣于滤纸上。

（5）不要开通仪器在当前实验中暂停使用的部分功能。

## 七、电动离心机

离心机是利用旋转运动的离心力以及物质的沉降系数或浮力密度的差别进行分离、浓缩、提纯的方法。医学机能学实验常用的台式离心机属于低速离心机，转速为 5000 转/min 以下。

### （一）操作方法

（1）使用前检查面板上的各旋钮是否在初始位置（即电源在关的位置上，定时器、调速电位器在零的位置上）。

（2）离心前每支试管中应放置等量的样品（天平平衡），然后将试管对称放置在离心转头内，避免重量不匀、放置不对称，使机器在运转过程中产生震动。

（3）盖好防护盖。

（4）打开电源开关，电源指示灯亮；旋转定时旋钮，设定离心时间。

（5）缓慢旋转调速旋钮，待转速表指针稍有摆动后，旋至所需的转速标示，转速表指针指示出实际转速。

（6）转头运转到设定的时间后，将会自动减速直至完全停止，转速表指针回复到零，仪器停稳后方可取出试管。

（7）切记：必须首先调好时间旋钮，才能缓慢调速；每次离心完毕后，必须将调速旋钮回零位。

**（二）注意事项：**

（1）将仪器放置在坚固平整的台面上，保证机器能正常运转。

（2）不能在防护盖上放置任何物品，以免影响仪器的使用效果。

（3）电源线插头的一端插入仪器内，另一端插入外电网插座内，仪器不用时，要将与外电网插座相连的电源插头拔下。

（4）使用前必须检查离心管是否有裂纹、老化等现象，如有应及时更换。

（5）不得在仪器运转过程中或转子未停稳的情况下打开盖门，以免发生事故。

（6）实验完毕后，将转头和仪器擦干净，以防试剂污染而产生腐蚀。

## 八、Morris 水迷宫

Morris 水迷宫行为分析是医学院校开展药理学记忆研究的经典实验，采用最新图像处理方法，实时跟踪大、小鼠运动轨迹，得出实验动物在设定区域内经过的路径和所需要时间以及其他相关数据。

**（一）使用方法**

（1）双击"Morris 水迷宫跟踪系统"按钮，进入水迷宫可操作界面（图 3-19）。

启动软件后，点击"新建项目"，可在此设置项目的各项数据，如项目名称、实验时间等。

①项目名称：即一组实验的项目名。

②项目存储位置：实验过程中的数据文件和图像及录像文件保存的位置，为方便以后的查找和管理建议将所有项目统一保存在一个指定的目录下，如：D：\PROJECTS\（系统已有一个默认的保存目录，即软件安装目录下的 PROJECTS 目录，如在安装软件时选择安装目录为：C：\小鼠迷宫跟踪系统\，则默认的保存目录为 C：\小鼠迷宫跟踪系统\PROJECTS\）。

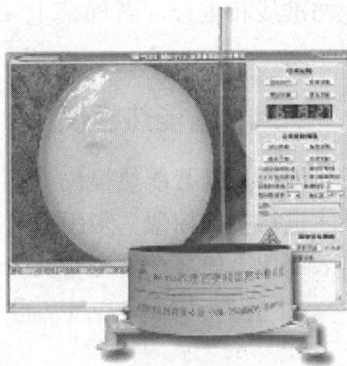

图 3-19　Morris 水迷宫

③实验动物数：本组实验中进行实验的动物总数。

④最大搜索时间：实验中设置老鼠的搜索时间，在定位航行实验中，若老鼠在此时间内未找到平台则实验自动结束。

（2）设置完成后，进行场景设置，以区分实验中的场景区域。注意：场景一旦设置则在以后的本实验项目中的各次实验中均不可再修改。按住鼠标左键在左侧标记点按下不放，拖动鼠标沿着左侧标记点到右侧标记点放开鼠标；然后按住鼠标左键在上侧标记点按下不放，拖动鼠标沿着上侧标记点到下侧标记点放开鼠标。则系统自动根据以上标记画出场景。

（3）点击"确定平台"按键进行平台位置和大小的设置。第一次实验时实平台和虚平台的位置和大小是一致的，以后每次实验点击该按键时所确定的为实平台的位置，虚平台自动设为第一次实验时的设置，不用再设定。

（4）平台设置完成后，应点击"目标选取"按键进行目标的选取、校正。这是因为由于环境变化，计算机须在实验前先进行内部的调整工作，以提高目标的识别能力，避免错误跟踪（通常仅在第一次实验前进行这项操作，如果实验环境有较大变化，如明暗、光照发生较大变化时，则应在每一次实验前都进行一次目标选取工作）。选标记颜色操作步骤如下：

①在实验小鼠的头上标记标记色，目前系统支持红、黄等暖颜色，最好采用实验室常见的苦味酸在实验动物的头部和背部涂抹较大相连的区域。

②将有标记色的小鼠放在摄像头下，点击"目标选取"，屏幕上出现了红色色块，如果色块不明显或与实际标记的部分相差太大说明阈值设置不合适或摄像头设置不当。可通过"调节阈值"调节到出现合适形状为止。

③点击"清除屏幕"按钮，恢复到正常显示状态。

（5）在完成以上的步骤后，即可进行正式的实验操作了。

**（二）注意事项**

为方便定标，要首先校正水容器的位置：调整摄像镜头位置和焦距，使视频显示范围刚好覆盖整个容器水区域。以屏幕上的黑色基准线为准，移动水容器使容器上的标记点与准线相重合（若屏幕上未出现黑色基准线则可通过选择屏幕右侧的"显示基准"显示）。

### 九、智能热板仪

RB-200智能热板仪（图3-20）采用数字温度传感器进行温度检测，利用微电脑技术进行精确控温，多用于镇痛药物实验中，系利用一定的温度来刺激动物躯体的某一体表部位，使其产生疼痛反应来观察、比较药物的镇痛作用。

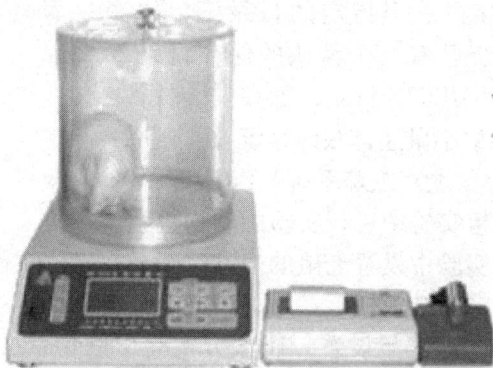

图3-20 智能热板仪

**（一）使用方法**

1. 开机

打开电源开关按钮，液晶显示屏显示产品名称和出产地，同时电源指示灯、恒温指示灯、计时指示灯同时亮起，蜂鸣器发出短暂的响声，2s后系统自检结束，液晶显示进入主界面，同时电源指示灯一直点亮，其他指示灯熄灭。

2. 设置日期

按下"日期"按钮，进入日期设定，此时光标移动至分钟处，表示此项可调。通过按下"<"、">"来调节分钟数。再次按下"日期"按钮，将光标移到待调节的其他日期选项，进行调节。按下"确认"键退出日期调节，系统自动记录当前日期和分秒。

3. 设置温度

按下"温度"按钮，进入温度设置。系统默认目标温度为55℃，可通过光标"<"按钮或">"按钮调节温度。

4. 预热

在热板实际温度没有达到目标温度之前，系统处于加热状态，不能进行实验操作。实际温度达到目标温度后，系统"恒温指示灯"点亮，可以进行实验操作。

5. 开始实验

（1）给实验动物编号　按下"编号"按钮，通过按"<"或">"按钮，可以选择动物编号。

（2）在放入动物的同时，按下"启/停"按钮，系统自动开始计时。观察动物出现热反应后，再次按下"启/停"按钮，计时结束。

6. 清零

实验数据不需要存储时，可通过按下"清零"键来清除以前的数据，实验编号自动回到"1"。如果开机前按住"清零"键再开机，仪器会自动执行清零功能。当看到设备显示至开机画面，进入工作状态时，可以放开"清零"键，清零功能完成。

**（二）注意事项**

（1）避免仪器受到撞击、碰摔或者强烈震动。

（2）不能使用有机溶剂、酒精擦拭观察桶和仪器表面，可用软布和中性清洗液清洁。

## 十、常用换能器

换能器也叫传感器，是一种将能量形式转变为另一种形式的器件。医学生物学常用的换能器是将一些非电信号（如机械、压力、光、温度、化学等的变化）转变为电信号，输入仪器进行分析处理。换能器的种类很多，在机能学实验中常用的换能器有张力（机械－电）和压力换能器（压阻式血压传感器）两类。

**（一）张力换能器**

1. 原理和规格

张力换能器（图3-21）是利用某些导体或半导体材料在外力作用发生变形时，其电阻会发生改变的"应变效应"原理将这些材料做成薄的应变片。

换能器的灵敏度和量程决定于应变元件的厚度。悬臂梁越薄越灵敏，测得量程的范围越小。因此，这种换能器的规格应根据所做实验来决定。一般蛙腓肠肌实验的量程应在50～100g，肠平滑肌实验应在25g，小动物心肌乳头实验应在1g以下。

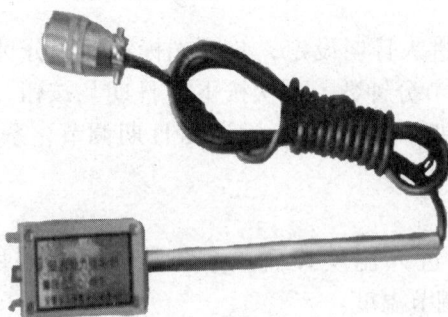

图 3-21　张力换能器

**2. 使用方法**

用丝线将张力换能器的悬臂梁与实验对象相连，连接的松紧以丝线拉直为宜，并尽量使丝线与悬臂梁呈垂直方向。选择适当的放大倍数，即可观察记录。例如：蛙腓肠肌实验先将肌肉的一端固定，在保持肌肉自然长度的情况下，将肌肉的另一端用细线结扎后穿过悬臂梁前端的小孔并结扎固定。

**3. 注意事项**

（1）机械 - 电换能器的应变元件非常精细，使用时勿用力牵拉或超过规定的量程范围。

（2）换能器应水平地安置在支架上，使用前应预热 30min。

（3）使用时，防止液体进入换能器内。

**（二）压力换能器**

**1. 原理和结构**

压力换能器（图 3-22）是将各种压力变化（如动、静脉血压，心室内压等）转换为电信号，将这些电信号通过放大输入到记录装置。压力换能器头端是一个半球形的结构，内充肝素生理盐水，其内面后部为薄片状的应变元件，组成桥式电路。其前端有两个侧管，一个用于排出里面的空气，另一个通过导管与测压力的探头相连。

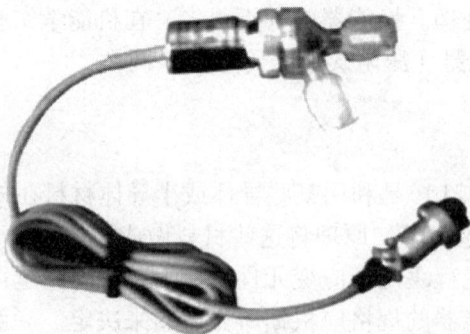

XP-600型压力换能器

图 3-22　压力换能器

2．使用方法

在观察、记录血压时，首先应将换能器及动脉插管内充满抗凝液体，并排除里面的气泡。将换能器侧管上的三通阀关闭。

3．注意事项

（1）压力换能器应固定于支架上，与实验动物心脏保持同一水平，使用前预热30min，待零位稳定后方可进行测量。

（2）换能器在进行测量前，要将两个压力换能器的侧管分别与三通接好，以防泄漏，影响实验结果。

（3）注意将换能器内圈垫保存好，清洁时不可丢弃。

（三）呼吸流量换能器

呼吸流量换能器（图3-23）是由造压阀、塑料管、差压换能器组成，直接插至动物的气管上与生物信号采集系统连接，可以测量呼吸波及呼吸流量，适用于家兔、大鼠。

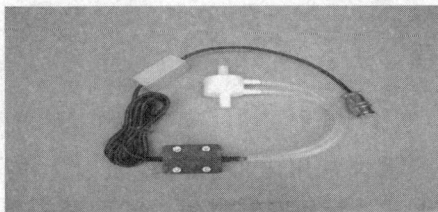

图3-23 呼吸流量换能器

## 十一、神经标本屏蔽盒

在研究神经干生物电以及肌肉收缩活动时，常用神经标本屏蔽盒作为生物电的引导装置。它可用于肌肉收缩、神经干动作电位引导以及骨骼肌兴奋-收缩耦联等方面的实验。

（一）结构

神经标本屏蔽盒（图3-24）是由金属屏蔽盒、电极固定槽和电极三部分组成。金属屏蔽盒起到静电屏蔽作用，能屏蔽高频噪声信号的干扰；电极固定槽用于固定电极位

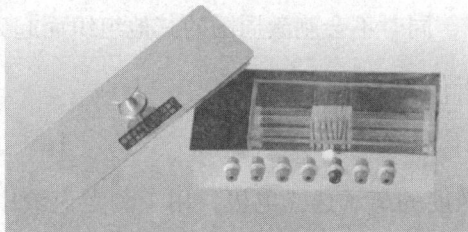

图3-24 神经屏蔽盒

置和调节电极间的距离；电极是由一对刺激电极、两对引导电极和一根接地电极构成。引导电极常由电阻小的金属丝制成，如铂金丝、银丝等。

**（二）使用方法**

在做神经干动作电位引导方面实验时，首先将刺激器输出连线连接在屏蔽盒上的刺激电极两接线柱上，将放大器输入连线连接在第一对引导电极的两接线柱上。在进行神经兴奋传导速度测定实验时，则需要将另一放大器输入连线连接在第二对引导电极的两接线柱上。将制备好的神经标本搭在电极上，通过电极固定槽的滑动，调整引导电极间的距离以及与接地电极、刺激电极间的距离，直至图形满意为止。一般来说，调整引导电极间的距离将影响动作电位的波形；调整接地电极与刺激电极间的距离可以影响刺激伪迹的大小。

**（三）注意事项**

（1）实验前后擦拭引导电极，去除表面氧化物。

（2）保持盒内湿度。

## 十二、电刺激器具

**（一）锌铜弓**

锌铜弓是简单的电刺激器，常用来检验神经肌肉标本的兴奋性。锌铜弓有两臂（即刺激电极），由锌或铜制成。使用时将锌铜弓的两臂先用少许任氏液湿润，然后轻轻地同时接触被检查的神经，即可产生约 $0.5 \sim 0.7V$ 的直流电压，因此可用来刺激神经和肌肉，使神经肌肉兴奋。

**（二）电子刺激器**

电子刺激器一般为电脉冲刺激仪，其输出脉冲的宽度、幅度、频率、间隔等都能准确地进行定量控制，故为机能实验中刺激组织的最常用仪器。

**（三）刺激电极**

1. 普通双极电极

该电极由两根金属丝安装在一根绝缘杆内组成，一端通过导线与电子刺激器输出端相连，另一端的金属丝裸露少许，以便与组织接触而施加刺激。

2. 保护电极

保护电极是将金属丝包埋在绝缘物内，一端通过导线与电子刺激器输出端相连，另一端挖有空槽，金属丝在槽内裸露少许接触组织以便刺激，保护电极一方面可刺激拟受刺激的组织（如神经干），同时不会刺激周围的其他组织而起到所谓的保护作用。

## 十三、血气分析仪

**（一）原理**

血气分析仪是高灵敏度的离子选择电极，用于测定血液中氧分压（$PO_2$）、二氧化碳分压（$PCO_2$）和 pH。现代血气分析仪与电子计算机结合，自动校正诊断故障，并根据患者的实际体温和测出的血红蛋白浓度，推算出其他参数。

### （二）主要功能

测定机体的通气功能、通气与血流比值及弥散等肺功能，也能测组织的氧代谢、氧耗及血液的氧合，更广泛用于各种类型酸、碱状况的诊断。

### （三）测定指标

可测定的主要参数为 pH、$PaO_2$、$PaCO_2$、血红蛋白浓度、血钾浓度，根据主要参数可推算出其他参数：实际碳酸氢盐（AB）、标准碳酸氢盐（SB）、血浆总二氧化碳（$Tco_2$）、实际碱剩余（ABE）、标准碱剩余（SBE）、缓冲碱（BB）、血氧饱和度（SAT）和血氧含量（$O_2CT$）等。

### （四）取样

一般血样应强调密闭式的动脉采血，采血时要测体温。注射器应先抽取肝素生理盐水溶液少许，足以抗凝即可。根据不同型号的仪器，采集血样 0.5～1ml。血样内不能混入气泡，并保证血样与外界空气隔绝，使血样与肝素混合，贴上标签注明体温后，尽快送检。

（沈 楠 安 英）

# 第四章

# 正常机体的机能活动

## 实验一　蟾蜍坐骨神经腓肠肌标本的制备

【实验目的】

学习并掌握蟾蜍坐骨神经腓肠肌标本的制备。

【实验材料】

（1）实验对象　蟾蜍。

（2）实验器材　蛙类手术器械一套、锌铜弓、培养皿、棉线等。

（3）试剂和药品　任氏液。

【实验步骤】

1. 破坏脑脊髓

选一只活泼健壮的蟾蜍冲洗干净后，用左手无名指、小指和手掌握住蟾蜍之下体，以拇指夹住蟾蜍背部，中指与食指夹住蟾蜍头并使其向下弯曲。用右手持针由枕骨大孔凹陷处刺入（枕骨大孔定位：以脊柱正中为纵线，两侧眼后毒腺的连线为横线，两线交汇的凹陷处即为枕骨大孔），此时有悬空感，然后将刺针尖端沿中线向头部方向刺入颅腔，并向各侧不断搅动，彻底捣毁脑组织；再将刺针原位退出至由枕骨大孔，转向刺入椎管（刺入椎管的标志为蟾蜍的下肢突然伸直），将刺针上下提抽几次，彻底破坏脊髓。此时，如蟾蜍的四肢松软，说明脑和脊髓已被完全破坏，否则，按上法重新捣毁，最后拔出刺针。

2. 剪除上肢及内脏

在骶髂关节水平以上 0.5～1.0cm 处，剪断脊柱。左手握蟾蜍后肢，以拇指压住骶骨，使蟾蜍头和内脏自然下垂，右手持粗剪刀沿两侧剪除其一切内脏及头胸部（注意勿损伤坐骨神经）。留下后肢、骶骨、脊柱以及紧贴于脊柱两侧的坐骨神经。

3. 剥皮并分离两腿

左手握紧脊柱断端（不要压迫神经），右手捏住其上的皮肤边缘，用力向下剥掉全部后肢皮肤。再用玻璃分针沿脊柱两侧游离出两条坐骨神经，并于靠近脊柱处穿线结扎，然后在扎线与脊柱之间剪断神经。提起神经上的细线，将两条坐骨神经分别置于两条大腿上，左手持脊柱，使尾骶骨翘起，将尾骶骨全部剪除，在耻骨联合正中央将脊柱和两下肢剪开。将一条腿浸于任氏液中备用，另一条置于浸有任氏液的蛙板上。

4. 制备坐骨神经腓肠肌标本

（1）分离坐骨神经　将一侧后肢的脊柱端腹面向上，趾端向外侧翻转，使其足底向上，用固定针将标本固定在蛙板上。用玻璃分针沿脊柱将坐骨神经丛分离清楚，再从大腿背面股二头肌和半膜肌的夹缝中分离出坐骨神经。用镊子夹住扎在神经上的细线，轻轻提起神经，用眼科剪将坐骨神经向大腿及其他处发出的神经分支剪断，将坐骨神经分离到腘窝处，将神经搭在腓肠肌上。

（2）分离股骨头　左手捏住股骨，沿膝关节剪去股骨周围的肌肉，用粗剪刀自膝关节向前刮干净股骨上的肌肉。在股骨的上中 1/3 交界处剪去下端股骨及所附着的肌肉，这样制成的标本称为坐骨神经小腿标本。留下的一段股骨不宜过短，以免影响标本固定。

（3）分离腓肠肌　在坐骨神经小腿标本的基础上，在跟腱中间穿一条细线，左手提线，右手用剪刀将跟腱的下端剪断，并游离腓肠肌，直到膝关节为止，剪时需注意勿损伤支配该肌的神经分支。最后用粗剪刀在膝关节将小腿剪去，留下的即为坐骨神经 – 腓肠肌标本。

5. 检查标本

标本应包括坐骨神经、腓肠肌、一段股骨和一段脊神经四部分。用锌铜弓浸以任氏液轻轻地与坐骨神经接触，如果标本良好则肌肉立即收缩，可将标本放于任氏液中备用。若肌肉反应不灵敏或根本不起反应，则必须重做，并找出失败原因。

【注意事项】

（1）制备标本时，用任氏液浸湿标本以防干燥。

（2）避免用手或金属器材直接与所需要的神经或肌肉接触，以免损伤标本。

【思考题】

（1）用锌铜弓刺激坐骨神经是如何引起腓肠肌收缩的？

（2）如何保持离体标本的正常机能？

（田　晶　刘志洋）

# 实验二　刺激强度、频率与肌肉收缩的关系

**【实验目的】**

观察不同强度和频率的刺激对肌肉收缩的影响，学习生物机能实验系统的使用方法。

**【实验原理】**

一条坐骨神经干由许多兴奋性不同的神经纤维组成。保持足够的刺激时间不变，刚能引起其中兴奋性较高的神经纤维产生兴奋，使受支配的肌纤维收缩，此时的刺激强度为这些神经纤维的阈强度，具有此强度的刺激称为阈刺激。不断增加刺激强度，使较多的神经纤维兴奋，肌肉的收缩反应也逐步增大，强度超过阈强度的刺激叫阈上刺激。当刺激强度增大到某一值时，神经中所有纤维均产生兴奋，此时肌肉产生最大的收缩。将能引起肌肉产生最大收缩的最小刺激强度的刺激称为最大刺激。

肌肉接受一个刺激，将发生一次收缩，称为单收缩。单收缩的全过程包括潜伏期、收缩期和舒张期，其具体时间可因不同动物、不同肌肉及肌肉当时的机能状态不同而各不相同：蟾蜍腓肠肌的单收缩共历时约 0.12s。当给肌肉一串有效刺激时，可因刺激频率不同肌肉呈现不同的收缩形式。如果刺激频率很低，间隔大于单收缩的总时程，肌肉则出现一连串的单收缩。如果增大刺激频率，使刺激间隔小于单收缩的总时程而大于收缩期，肌肉则呈现锯齿状的收缩波形，称为不完全强直收缩。再增大刺激频率，使相继两个刺激的间隔时间小于单收缩的收缩期，肌肉将处于完全的、持续的收缩状态，称为完全强直收缩。在体骨骼肌的收缩都是完全强直收缩。

**【实验材料】**

（1）实验对象　蟾蜍。

（2）实验器材　蛙类手术器械一套、肌动器（肌槽）、张力换能器、BL-420 生物机能实验系统等。

（3）试剂和药品　任氏液。

**【实验步骤】**

1. 制备蟾蜍坐骨神经-腓肠肌标本

制备方法见本章实验一。

2. 连接实验装置

将标本的股骨头固定在肌槽的股骨固定孔内，将腓肠肌肌腱上的结扎线系于张力换能器的悬臂梁上，松紧适度，肌肉自然拉平为宜；张力换能器连接至 BL-420 生物机能实验系统 1 通道；将神经搭在肌槽的刺激电极上，将刺激输出导线与肌槽的两个刺激电极接头相连。

**【观察项目】**

1. 刺激强度对肌肉收缩的影响

开机并启动 BL-420 生物机能实验系统，在"实验项目"菜单中，选择并单击"肌肉神经实验"菜单项，在"肌肉神经实验"子菜单中选择"刺激强度与肌肉反应的

关系"实验模块，开始记录刺激强度与肌肉收缩曲线。打开刺激参数调节器，选择刺激形式为"单刺激"，将刺激强度减至最小后，再逐渐增大刺激强度，每次单击工具条上的"启动刺激"按钮启动刺激，刚能引起肌肉收缩的刺激强度即阈强度，再逐渐增大刺激强度，直至肌肉收缩幅度不再随刺激强度的增加而增加，此时的刺激为最大刺激。

2. 刺激频率对肌肉收缩的影响

结束上一项实验，在"肌肉神经实验"子菜单中选择"刺激频率与肌肉反应的关系"实验模块，记录刺激频率与肌肉收缩曲线。选择适当强度的阈上刺激，刺激形式为"单刺激"，连续两次单击"启动刺激"按钮，逐步缩短刺激间隔时间，观察收缩的总和现象。将刺激形式改为"连续单刺激"，逐渐提高刺激频率，观察骨骼肌的单收缩、不完全强直收缩和完全强直收缩。

整理实验结果并分析所记录的收缩曲线。

【注意事项】

（1）实验观察前要将坐骨神经–腓肠肌标本在任氏液中浸泡一段时间。

（2）如果肌肉在未给刺激时即出现挛缩，可能是由于漏电所致，需检查电器接地是否良好。

（3）注意保护标本，经常用任氏液湿润，每次刺激后应使肌肉休息30s，连续刺激不可超过5s。

【思考题】

（1）在一定的刺激强度范围内，为什么肌肉收缩的幅度会随刺激强度的增大而增大？

（2）不同的骨骼肌，引起完全强直收缩的刺激频率是否相同？为什么？

（3）同一块肌肉，其单收缩、复合收缩和强直收缩的幅度是否相同？为什么？

（田　晶　陈雪）

# 实验三　神经干动作电位的引导、传导速度及不应期的测定

## 【实验目的】

（1）观察神经干动作电位的基本波形，了解其产生的基本原理。

（2）学习神经不应期测定方法，理解神经干产生动作电位后兴奋性的变化规律及特点。

## 【实验原理】

肌肉是由神经支配的，向神经施加适当刺激，其支配的肌肉会收缩。那么在神经上究竟发生了什么现象？是兴奋（动作电位）。生理实验常选用坐骨神经干标本来观察兴奋性、兴奋过程、刺激的一些规律。将两个引导电极置于神经干表面，当兴奋经过时，可记录到两个方向相反的电位偏转波形，称之为双向动作电位。如果在两个引导电极之间将神经麻醉或损伤，兴奋通过第一个引导电极只能记录到一个方向的电位偏转波形，称之为单向动作电位。神经干动作电位与单一神经纤维的动作电位不同，它是由许多单一神经纤维的动作电位综合形成的复合波。神经干复合动作电位的幅度在一定范围内可随刺激强度的增大而增大。

可兴奋组织在接受一次刺激产生兴奋后，其兴奋性将会发生规律性的变化，依次经过绝对不应期、相对不应期、超常期和低常期，然后再回到正常的兴奋水平。可先给予一个中等强度的阈上刺激引起神经兴奋，然后按不同时间间隔给予第二个刺激，观察第二个刺激是否引起动作电位，以两个刺激脉冲间隔来反映神经兴奋性的变化，测出神经干的不应期。

## 【实验材料】

（1）实验对象　蟾蜍。

（2）实验器材　蛙类手术器械一套、神经屏蔽盒、BL－420生物机能实验系统等。

（3）试剂和药品　任氏液、3mol/L KCl溶液。

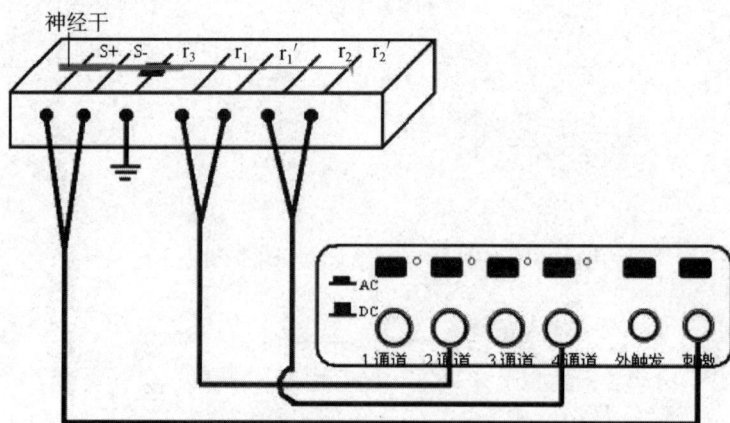

图4－1　测定神经干动作电位的实验装置

**【实验步骤】**

1. 制备蟾蜍坐骨神经干标本

分离坐骨神经，坐骨神经下行至腘窝处分为两支：内侧为胫神经，走行表浅，外侧为腓神经。沿胫、腓神经走向分离至踝部，剪断侧支，结扎坐骨神经干的脊柱端及胫腓神经的足端，游离神经干。提起两端结扎线，将神经干标本放入任氏液中，稳定5min后即可进行实验。

2. 连接实验装置

按图4-1连接BL-420刺激输出接口、神经屏蔽盒和2通道及4通道输入接口。神经屏蔽盒中的一对刺激电极相互尽量靠近，两对记录电极尽可能分开。用滤纸片吸去神经标本上过多的任氏液。用手术镊夹持标本两端的结扎线，将标本移至神经屏蔽盒内。神经标本必须与7根电极良好接触。神经标本的放置方向是中枢端接触刺激电极，外周端接触引导电极。在神经屏蔽盒内滴加少量水分，以防神经干燥。开机并启动BL-420生物机能实验系统。在"实验项目"中选择"肌肉神经实验-神经干动作电位的引导"。

3. 实验观察与记录

（1）双向动作电位 将刺激方式设置为"单刺激"，强度由0开始逐渐增加，记录出现双相动作电位时的刺激强度为阈强度。仔细观察其波形，并测量动作电位的时程和幅度。再逐渐增加刺激强度，动作电位的波形、幅度、时程有何变化？将两根引导电极的位置调换，动作电位波形有何变化？倒置神经干的放置方向，动作电位有何变化？

（2）测定动作电位传导速度 调整神经干的放置方向，在"实验项目"中选择"肌肉神经实验-神经干兴奋传导速度的测定"。给予最大刺激强度，在2通道和4通道上引导出两个双相动作电位。在"显示方式"菜单中选择"比较显示方式"使2、4两通道基线重叠。测量两个通道动作电位起始点的时间差（$\Delta t$）。测量标本屏蔽盒中两对引导电极之间的距离（$S$）。按公式 $v=S/\Delta t$（m/s）计算出兴奋传导速度。此外，在实验开始时即弹出一个对话框，要求输入两引导电极之间的距离，程序将根据输入的距离和探测到的时间差自动算出传导速度，并显示在屏幕下方的"速度"参数栏中。

（3）神经兴奋不应期的测定 结束上一项实验，在"实验项目"中选择"肌肉神经实验-神经干兴奋不应期的测定"。选择双脉冲刺激，初始间隔为10ms，可见到与双脉冲刺激对应的两个动作电位。调节双脉冲间隔时间，每次减少0.1ms。随着双脉冲时间的缩短，两个动作电位逐渐靠近，靠近到一定程度时，第二个动作电位的幅度开始减小，此时第二个刺激脉冲与第一个刺激脉冲间的时间间隔即为"不应期"。继续缩短双脉冲间隔，第二个动作电位进一步向第一个动作电位靠拢，幅度继续减低以至消失，刚消失时第二个刺激脉冲与第一个刺激脉冲间的时间间隔即为"绝对不应期"近似值。"不应期"减去"绝对不应期"就是"相对不应期"。如果第一个刺激作为条件刺激，第二个刺激则为测试刺激，当第二个动作电位消失后，加大测试刺激强度，若动作电位仍不出现，此时第二个刺激脉冲与第一个刺激脉冲间的时间间隔才是"绝对不应期"的确切值。

（4）单相动作电位的观察 用手术镊将两记录电极之间的神经夹伤或用一小块浸

有高浓度 KCl 溶液的滤纸片贴在记录电极 $r_1'$ 与 $r_2$ 之间的神经干上，再刺激时观察动作电位有何变化，测量最大刺激时动作电位的幅值和时程。

（5）整理数据并填表（表4-1，表4-2）。

### 表4-1　动作电位结果记录表

| 刺激强度 | 第一相幅值 | 第一相时程 | 第二相幅值 | 第二相时程 |
| --- | --- | --- | --- | --- |
| 阈强度 | | | | |
| 最大刺激强度 | | | | |
| 损伤后阈强度 | | | | |
| 损伤后最大刺激强度 | | | | |

### 表4-2　传导速度及不应期结果记录表

| 兴奋传导速度 | 不应期 | 绝对不应期 | 相对不应期 |
| --- | --- | --- | --- |
| | | | |

**【注意事项】**

（1）神经应尽可能分离得长些，要求上自脊髓附近的主干，下沿腓神经与胫神经一直分离至踝关节附近为止。

（2）神经的两端不能接触屏蔽盒壁，也不能在电极上折叠，以免影响动作电位的大小和波形。

（3）经常滴加任氏液，保持神经标本湿润，但要用滤纸片吸去神经干上过多的任氏液。

（4）刺激强度由弱强度开始，逐渐增加至适宜强度，以免过强刺激损伤标本。

**【思考题】**

（1）什么叫刺激伪迹？如何发生？怎样鉴别？

（2）如何解释"全或无"现象与本实验结果之间的矛盾？

（3）双相动作电位产生的原理是什么？负相、正相波为什么不对称？怎样做才能对称？

（4）如果单用一对记录电极能否测出神经干动作电位的传导速度？

（5）什么是绝对不应期和相对不应期？刺激落在相对不应期中，其动作电位的幅值为什么会减小？

（田　晶　刘志洋）

# 实验四 ABO血型鉴定

**【实验目的】**

观察红细胞凝集现象；学习ABO血型鉴定方法，掌握血型鉴定原理。

**【实验原理】**

ABO血型是根据红细胞表面存在的凝集原种类划分的。存在A凝集原的称为A血型，存在B凝集原的称为B血型。而血清中还存在凝集素。当A凝集原与抗A凝集素相遇或B凝集原与抗B凝集素相遇时，会发生红细胞凝集反应。故可利用含有抗A凝集素的标准血清和含有抗B凝集素的标准血清，分别与被测者红细胞混合，根据是否发生凝集反应判断其血型。

**【实验材料】**

（1）实验对象　人。

（2）实验器材　双凹载玻片、采血针、75%酒精棉球、玻璃蜡笔（记号笔）、平面载玻片。

（3）试剂和药品　抗A和抗B抗体。

**【实验步骤】**

（1）用75%酒精棉球消毒平面载玻片并风干。

（2）取双凹载玻片一块，在两端分别标上抗A和抗B，中央标记受试者的号码。

（3）在抗A端和抗B端的凹面中分别滴上相应抗A和抗B抗体少许。

（4）75%酒精棉球消毒耳垂，采血针刺破皮肤，用消毒后的平面载玻片两端取少量血，分别与抗A端和抗B端凹面中的抗A和抗B抗体混合，放置1~2min后，肉眼观察有无凝集现象。

（5）根据有无凝集现象判断血型（图4-2）。

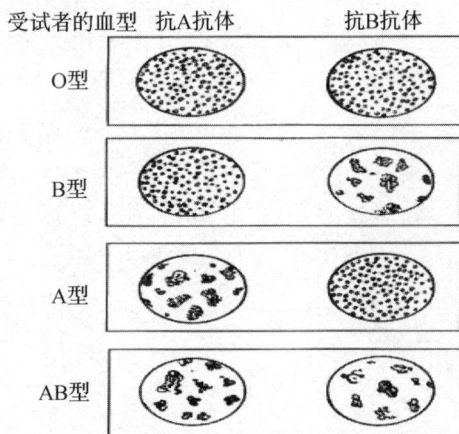

图4-2 ABO血型鉴定示意图

**【注意事项】**

（1）耳垂、采血针和平面载玻片务必做好消毒准备。做到一人一针，不能混用。使用过的物品（包括竹签）均应放入污物桶，不得再到采血部位采血。

（2）消毒部位自然风干后再采血，血液易聚集成滴，便于取血。取血不宜过少，以免影响观察结果。

（3）采血后要迅速与抗 A 和抗 B 抗体混匀，以防血液凝固。

**【思考题】**

（1）ABO 血型分类标准是什么？

（2）除了 ABO 血型外还有什么血型系统？分类标准是什么？

（3）已知某人的血型为 A 型，在无标准血清的情况下，能否鉴定其他人的血型？

（田　晶　崔万丽）

# 实验五　蛙心起搏点观察

## 【实验目的】

用结扎法观察两栖类动物心脏的起搏点和心脏不同部位传导系统的自动节律性高低。

## 【实验原理】

在适宜的条件下，两栖类和哺乳类动物的离体心脏，在未受到任何刺激的情况下，可以长时间地自动地有节律地进行兴奋和收缩。这种兴奋和收缩是由自律细胞引起的。自律细胞构成了心脏的特殊传导组织包括窦房结、房室交界、房室束、左右束支及浦肯野纤维网，其中窦房结细胞自律性最高（约 100 次/min），末梢浦肯野细胞纤维网自律性最低（约 25 次/min），房室交界（约 50 次/min）、房室束（约 40 次/min）介于二者之间。正常情况下窦房结是主导整个心脏兴奋和跳动的正常部位，其他部位自律组织并不表现出他们的自动节律性，只是起着传导兴奋作用。在某种异常情况下，即当窦房结兴奋停止或传导受阻后，窦房结以外的自律组织也可以自动发生兴奋，而心房或心室则依从当时情况下节律性最高部位的兴奋而跳动。两栖动物的正常起搏点在静脉窦。

## 【实验材料】

（1）实验对象　蟾蜍。

（2）实验器材　蛙类手术器械一套、蛙心夹、滴管、棉线。

（3）试剂和药品　任氏液。

## 【实验步骤】

1. 暴露心脏

取蟾蜍一只，双毁髓后背位固定于蛙板上。左手持手术镊提起胸骨处的皮肤，右手持粗剪刀剪开一个小口，然后将剪刀由开口处伸入皮下，向左、右两侧下颌角方向剪开皮肤。将皮肤掀向头端，再用手术镊提起胸骨后方的腹肌，在腹肌上剪一个口，将粗剪刀紧贴胸壁伸入胸腔（勿伤及心脏和血管），沿皮肤切口方向剪开胸壁，剪断左右乌喙骨和锁骨，使创口成一个倒三角形。左手持眼科镊，提起心包膜，右手用眼科剪剪开心包膜，暴露心脏。

2. 观察心脏的结构

从心脏的腹面可看到一个心室，其上方有两个心房，房室之间有房室沟。心室右上方有一处动脉圆锥，是动脉根部的膨大。动脉干向上分成左、右两分支。用蛙心夹夹住少许心尖部肌肉，轻轻提起蛙心夹，将心脏倒吊，可以看到心脏背面有节律搏动的静脉窦。在心房与静脉窦之间有一条白色半月形界限，称为窦房沟。前、后腔静脉与左、右肝静脉的血液流入静脉窦（参见图 4-3、4-4）。

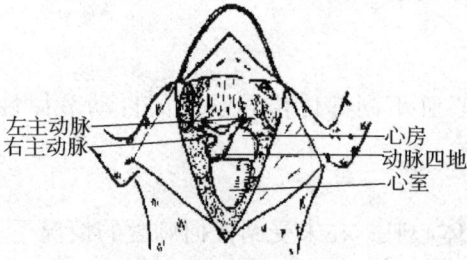

图4-3  蟾蜍心脏腹面观

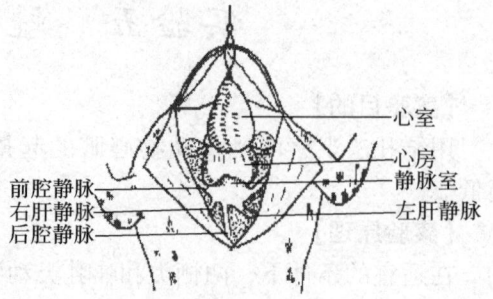

图4-4  蟾蜍心脏背面观

3. 观察蛙心各部分收缩的顺序

从心脏背面观察静脉窦、心房和心室的跳动，记录每分钟的收缩次数（次/min），注意它们的跳动次序。

4. 斯氏第一结扎

分离主动脉两分支的基部，用眼科镊在主动脉干下引一条细线。使用玻璃分针将心尖翻向头端，暴露心脏背面，在静脉窦和心房交界处的半月形白线（即窦房沟）处将预先穿入的线做一个结扎（即斯氏第一结扎，图4-5，1）以阻断静脉窦和心房之间的传导。观察蟾蜍心各部分的搏动节律有何变化，并记录各自的跳动频率（次/min）。待心房、心室复跳后，再分别记录心房、心室的复跳时间和蛙心各部分的搏动频率（次/min），比较结扎前后有何变化。

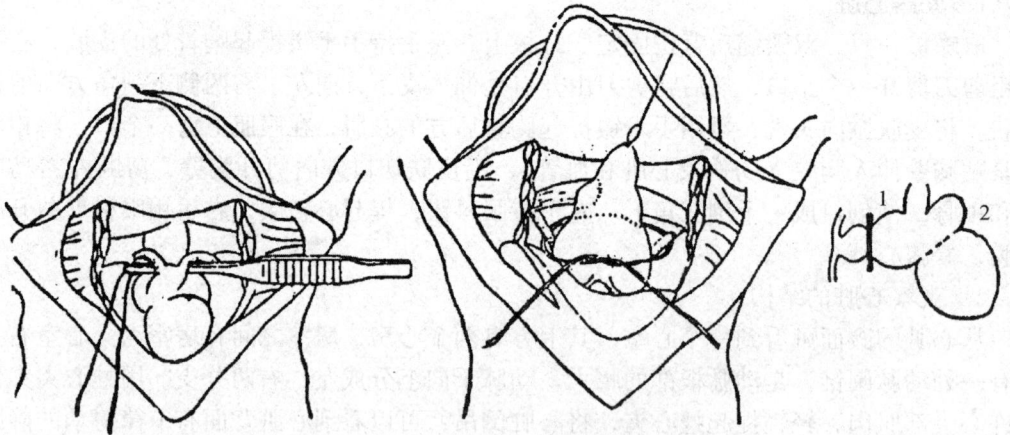

1. 斯氏第一结扎 2. 斯氏第二结扎

图4-5  斯氏结扎示意图

5. 斯氏第二结扎

第一结扎实验完成后，于心房、心室之间即房室沟做第二结扎（即斯氏第二结扎，

图 4 - 5，2）。结扎后，心室停止跳动，而静脉窦和心房继续跳动，记录其各自的跳动频率（次/min）。经过较长时间的间歇后，心室又开始跳动，记录心室复跳时间及蛙心各部分的跳动频率（次/min）。

6. 记录并分析各项结果（表 4 - 3）。

表 4 - 3　结果记录表

| 组别 | 静脉窦（次/min） | 心房（次/min） | 心室（次/min） |
| --- | --- | --- | --- |
| 对照 | | | |
| 第一结扎 | | | |
| 心房、心室复跳后 | | | |
| 第二结扎 | | | |
| 心室复跳后 | | | |

【思考题】

为什么正常起搏点能主导心脏的节律性活动？

（田　晶　崔万丽）

# 实验六　期前收缩与代偿间歇

**【实验目的】**

观察心室在收缩活动的不同时期对额外刺激的反应以了解心肌兴奋性的特点。

**【实验原理】**

心肌每兴奋一次，其兴奋性就发生一次周期性的变化。心肌兴奋性的特点是有效不应期特别长，约相当于整个收缩期和舒张早期。因而在整个收缩期中，任何强大的刺激均不能引起心肌兴奋。在舒张中、晚期，当正常起搏点兴奋尚未达到之前，给心肌一个适宜刺激，就可以引起心肌兴奋，提前出现一个收缩，称为期前收缩。外加刺激引起的兴奋，其后也有一个有效不应期，正常起搏点传来的兴奋落在该有效不应期中，不能引起心肌兴奋，所以期前收缩之后，脱漏一次正常起搏点兴奋引起的收缩，出现一个较长的间隙，称为代偿间歇。

**【实验材料】**

（1）实验对象　蟾蜍。

（2）实验器材　蛙类手术器械一套、蛙心夹、滴管、BL－420生物机能实验系统、张力换能器。

（3）试剂和药品　任氏液。

**【实验步骤】**

1. 蛙心标本制备

将蟾蜍双毁髓后按本章"实验五"操作步骤暴露心脏，用系线的蛙心夹于心室舒张期夹住少许心尖部肌肉。

2. 仪器连接

蛙心夹的系线与张力换能器相连，连线应有一定的紧张度。张力换能器输入端接1通道。开机并启动BL－420生物机能实验系统，在实验项目中选择"循环实验－期前收缩－代偿间歇"。

3. 实验观察

记录正常心搏曲线作为对照。打开刺激选项，刺激形式为单刺激，将刺激强度调至最小，于心室舒张期调试。选择中等强度的阈上刺激，分别在心室收缩期、心室舒张期的早期、中期和晚期给予单个刺激，观察能否引起期前收缩。若能引起期前收缩，观察其后是否出现代偿间歇。

4. 分析、整理实验记录

**【思考题】**

（1）分析期前收缩和代偿间歇产生的原因，期前收缩后是否一定出现代偿间歇？

（2）本实验结果与骨骼肌的实验结果比较，表明心肌有什么特性？有何意义？

（田　晶　骆晓峰）

# 实验七  蛙 心 灌 流

**【实验目的】**

学习离体蛙类心脏的制备方法（斯氏蛙心插管法）；观察各种因素对离体心脏活动的影响。

**【实验原理】**

心脏的正常节律性活动必须在适宜的理化环境里才能维持，一旦这个环境被干扰或破坏，心脏活动就会受到影响。蟾蜍心脏离体后，用理化特性近似于血浆的任氏液灌流，在一定时间内可保持节律性收缩和舒张。改变任氏液的组成成分，如［$Na^+$］、［$K^+$］、［$Ca^{2+}$］的改变、pH的改变以及加入各种递质，心脏跳动的频率和幅度会随之发生改变。

**【实验材料】**

（1）实验对象  蟾蜍。

（2）实验器材  蛙类手术器械一套、蛙心套管、蛙心夹、滴管、BL-420生物机能实验系统、张力换能器。

（3）试剂和药品  任氏液、0.65% NaCl、2% $CaCl_2$、1% KCl、3% 乳酸、2.5% $NaHCO_3$、1:10000 去甲肾上腺素（1:10000NE）、1:10000 乙酰胆碱（1:10000Ach）。

**【实验步骤】**

1. 离体蛙心标本制备

取一只蟾蜍，双毁髓后背位置于蛙板上，按本章"实验五"方法暴露心脏。识别心脏周围的大血管，在左主动脉下方穿线，距动脉圆锥2～3mm处结扎；从左、右主动脉下方穿线，打一个活结备用。提起左主动脉上的结扎线，用眼科剪在动脉圆锥前端朝向心方向剪一个斜口，将盛有少量任氏液的蛙心套管由此开口处插入动脉圆锥。当套管尖端到达动脉圆锥基部时，应将套管稍稍后退，使尖端向动脉圆锥的背部后方及心尖方向推进，经主动脉瓣插入心室腔内（于心室收缩时插入）（参见图4-6）。不可插得过深，以免心壁堵住套管下口。此时可见套管中液面随心脏搏动而上下移动。用滴管吸去套管中的血液，更换新鲜任氏液，提起备用线，将左、右主动脉连同插入的套管扎紧（不得漏液），再将结扎线固定在套管的小玻璃钩上。剪断结扎线上方的血管。轻轻提起套管和心脏，在心脏下方穿线，将左、右肺静脉及前、后腔静脉一起结扎，注意保留静脉窦与心脏的联系，切勿损伤静脉窦。于结扎线的外侧剪去所有牵连的组织，将心脏离体。用任氏液反复冲洗心室内余血，使灌流液不再含有血液。保持套管内液面恒定（1.5～2.0cm），即可进行实验。经常在心脏外壁滴加少量任氏液，以保持心脏湿润。

2. 仪器连接

将插好离体心脏的套管固定在支架上，用蛙心夹夹住心尖（不可夹得过多，以免漏液）。将蛙心夹上的细线绕过一个滑轮与张力换能器相连，后者接在1通道。注意勿使灌流液滴到换能器上。开机并启动BL-420生物机能实验系统，在"实验项目"中选择"循环实验-蛙心灌流"，记录正常心搏曲线。

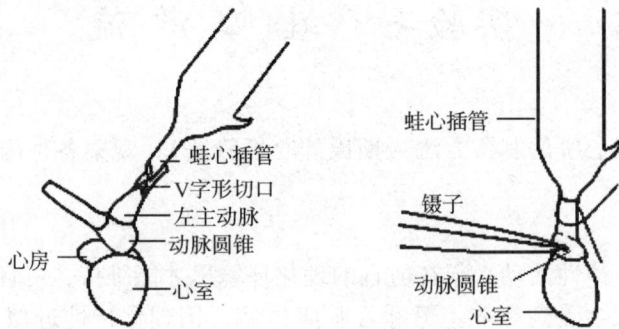

图 4 - 6　斯氏离体蛙心的制备

3. 实验观察

（1）描记正常的蛙心搏动曲线　曲线幅度：代表心脏收缩的强、弱。曲线疏密：代表心跳频率。曲线的规律性：代表心跳的节律性。曲线的顶点水平：代表心室收缩的程度。曲线的基线：代表心室舒张的程度。

（2）吸出插管内全部灌流液，换入 0.65% NaCl，观察心缩曲线的变化，待效应明显后，吸出灌流液，用新鲜任氏液换洗 2~3 次，直至心缩曲线恢复正常。

（3）滴加 1~2 滴 2% $CaCl_2$ 于新换入的任氏液中，观察心缩曲线的变化，出现效应后，立即用新鲜任氏液换洗至曲线恢复至正常。

（4）加 1~2 滴 1% KCl 于新换入的任氏液中，待效应出现后，立即用任氏液换洗至曲线正常。

（5）加入 1~2 滴 1:10000NE 于灌流液中，待效应出现后，用任氏液换洗至曲线正常。

（6）加入 1 滴 1:10000Ach 于灌流液中，待效应出现后，用任氏液换洗至曲线恢复正常。

（7）加 2.5% $NaHCO_3$ 1~2 滴于灌流液中，观察曲线变化，待效应明显后，换液、冲洗，直至曲线恢复正常。

（8）加 3% 乳酸 1~2 滴于灌流液中，观察曲线变化，待效应明显后，再加 1~2 滴 2.5% $NaHCO_3$，观察曲线变化

（9）将插管内的任氏液吸出，换入 4℃ 的任氏液，观察曲线变化。待效应明显后，吸出灌流液，换入室温的任氏液，直至曲线恢复正常。

【注意事项】

（1）各项步骤一旦出现作用，立即更换新鲜任氏液数次，以免心脏受损停搏。待心跳恢复正常后再进行下一项实验。

（2）每次换液时，套管内的液面均应保持一定高度。

（3）加试剂时，先加 1~2 滴，用吸管混匀后如作用不明显时可再补加。

（4）每项实验应有前后对照，每次加药时应作标记。

（5）本实验所用药液种类较多，应避免药物之间通过滴管互相污染。

**【思考题】**

（1）实验过程中，为什么必须保持蛙心插管内液面高度恒定？液面过高、过低会产生什么影响？

（2）分析各项处理因素对离体蛙心心搏频率、心室的收缩和舒张时程影响的机制并填表（表4－4）。

表4－4 结果记录表

| 顺序 | 观察项目 | 药量 | 心率 | 心肌收缩力 |
| --- | --- | --- | --- | --- |
| 1 | 任氏液 | 灌流 | | |
| 2 | 0.65% NaCl | 灌流 | | |
| 3 | 2% CaCl$_2$ | 1～2滴 | | |
| 4 | 1% KCl | 1～2滴 | | |
| 5 | 1:10000 NE | 1～2滴 | | |
| 6 | 1:10000 Ach | 1滴 | | |
| 7 | 2.5% NaHCO$_3$ | 1～2滴 | | |
| 8 | 3% 乳酸 | 1～2滴 | | |
| 9 | 4℃任氏液 | 灌流 | | |

（田　晶　骆晓峰）

# 实验八　人体心电图的描记

**【实验目的】**

学习人体心电图的记录方法和测量方法；了解正常心电图各波的波形及其生理意义。

**【实验原理】**

心脏兴奋时产生的生物电变化，通过心脏周围的导电组织和体液传导到体表，在体表按一定的引导方法，把这些电位变化用心电图机描记下来，所得图形称为心电图。心电图反映心脏兴奋的产生、传导和恢复过程中的生物电变化，在临床上有很大的实用价值。

**【实验材料】**

（1）实验对象　人。

（2）实验材料　心电图机、导电膏、分规。

**【实验步骤】**

（1）将心电图机接地，接通电源线，打开电源开关，预热5min。

（2）令受试者放松肌肉静卧于检查床上，在手腕、足踝及胸前安放好引导电极，接上导联线。必要时可在电极下部涂少许导电膏，以确保导电良好。导联线的连接方法为：红色——右手，黄色——左手，绿色——左足，黑色——右足。白色为心前导线。

（3）调整心电图机，使1mV标准电压推动描记笔向上移10mm，即1mm＝0.1mV。然后依次旋转仪器旋钮，描记Ⅰ、Ⅱ、Ⅲ、aVR、aVL、aVF、$V_1$、$V_3$、$V_5$导联的心电图。

（4）取下心电图记录纸，进行分析。在测量时，应注意心电图上定标电压的标准，并按此折算。

**【观察项目】**

整理一组正常各导联心电图的图形（图4-7），进行测量分析。

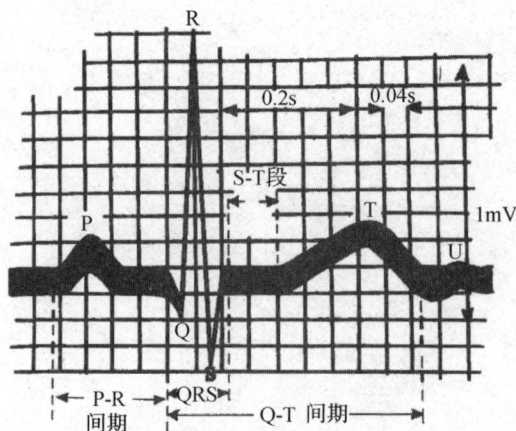

图4-7　心电图各波测量

（1）波幅和时间的测量

①波幅：当定标电压为 1mV = 10mm 时，纵坐标每一小格（1mm）代表 0.1mV。测量时，凡向上的波形，应从基线的上缘测量至波顶的峰点；凡向下的波形，应从基线的下缘测量至波谷的底点。

②时间：记录纸速一般采用 25mm/s，此时记录纸横座标的每一小格（1mm）代表 0.04s。

（2）辨认心电图的 P 波、QRS 波、T 波、P – R 间期及 Q – T 间期并进行下列项目的分析。

①心率的测定：测量相邻的两个心动周期中的 P 波与 P 波或 R 波与 R 波的间隔时间，依下列公式求出心率。

心率（次/min） = 60/P – P 或 R – R 间隔时间（s）

②心律的分析：包括主导节律的判定，心律是否规则、整齐以及有无期前收缩或异位节律出现。窦性心律表现为：P 波在 Ⅱ 导联直立，aVR 导联中倒置；P – R 间期 ≥ 0.12s。如果心电图中最大的 P – P 间隔和最小的 P – P 间隔时间相差大于 0.12s，称为窦性心律不齐。成人正常窦性心律的心率为 60 ~ 100 次/min。

【注意事项】

受试者应放松肌肉，以免肌电干扰。

【思考题】

（1）正常心电图的基本波形有哪些？意义如何？

（2）如何分析与测量心电图波形及各数值？

（田　晶　金麟毅）

# 实验九　心音听诊

【实验原理】

在每一个心动周期中，由于心房和心室规律性的舒缩、心瓣膜的启闭和心脏射血及血液充盈等因素引起的振动经组织传至胸壁。将听诊器置于胸壁特定部位，即可在每一个心动周期中听到两个心音，即第一心音和第二心音。第一心音是由房室瓣关闭和心室肌收缩振动所产生的，音调较低，历时较长，声音较响，是心肌收缩的标志，其响度和性质变化常可反映心室肌收缩强弱和房室瓣的机能状态。第二心音是由半月瓣关闭产生的振动所致，音调较高，历时较短，声音较脆，是心室舒张的标志。

【实验材料】

（1）实验对象　人。

（2）实验器材　听诊器。

【实验步骤】

1. 确定听诊部位

（1）受试者解开上衣，面向光线充足处坐好。检查者坐在受试者对面。

（2）肉眼观察（或用手触诊）受试者心尖搏动位置与范围是否正常。

（3）确认心音听诊的各个部位（见图4-8）。

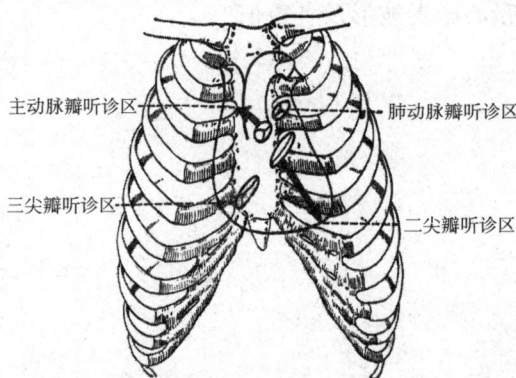

图4-8　心音听诊部位示意图

二尖瓣听诊区：左锁骨中线第五肋间稍内侧，即心尖部。

三尖瓣听诊区：胸骨右缘第四肋间或胸骨剑突下。

主动脉瓣听诊区：第一听诊区为胸骨右缘第二肋间，第二听诊区为胸骨左缘第三肋间。

肺动脉瓣听诊区：胸骨左缘第二肋间。

2. 听心音

（1）检查者佩戴好听诊器，以右手的拇指、食指和中指轻持听诊器胸件，按二尖瓣、肺动脉瓣、主动脉瓣及三尖瓣听诊区逆时针顺次进行听诊。在心前区胸壁上的任何部位皆可听到两个心音。

（2）在听诊心音的同时，用手指触诊心尖搏动或颈动脉搏动。根据两个心音的音调持续时间、间隔时间及与心尖搏动的关系，区分第一心音与第二心音。

【注意事项】

（1）正确佩戴听诊器，即听诊器的耳器应与外耳道方向一致（向前）。

（2）听诊器的胸件与胸部接触要适度，不宜过紧或过松。胶管勿与他物磨擦，以免产生杂音影响听诊。

（3）听诊时，室内应保持安静。如呼吸音影响听诊时，可令受试者屏气，以便听清心音。

【思考题】

（1）如何区分第一心音和第二心音？它们是如何产生的？

（2）心音听诊有何意义？

（田　晶　金麟毅）

# 实验十　人体动脉血压的测定

**【实验目的】**

学习测定人体动脉血压的原理和方法，测定人体肱动脉的收缩压和舒张压。

**【实验原理】**

测量人体动脉血压采用间接测量法（袖带法）。它是利用袖带压迫造成动脉瘪陷，并通过听诊器听取由此产生的"血管音"来测量血压的。测量部位一般多在肱动脉。血液在血管内顺畅地流动时通常没有声音，但当血管受压变狭窄或时断时通，血液发生湍流时，则可发生所谓的"血管音"。用充气袖带缚于上臂加压，使动脉被压迫关闭，然后放气，逐步降低袖带内的压力。当袖带内的压力超过动脉收缩压时，血管受压，血流阻断。此时听不到"血管音"，也触不到远端的桡动脉搏动。当袖带内压力等于或略低于动脉内最高压力时，有少量血液通过压闭区，在其远端血管内引起湍流，于此处用听诊器可听到血管震颤音，并能触及脉搏，此时袖带内的压力即为收缩压，其数值可由压力表水银柱读出。在血液通过压闭区的过程中一直能听到声音。当袖带内压力等于或稍低于舒张压时，血管处于正常状态，失去了造成湍流的因素而无声响，此时袖带内压力为舒张压，数值可由压力表水银柱读出。

**【实验材料】**

（1）实验对象　人。

（2）实验器材　血压计、听诊器。

**【实验步骤】**

1. 熟悉血压计的结构

血压计有检压计、袖带和气球 3 部分组成。检压计是一个标有 0～300mmHg（0～40kPa）刻度的玻璃管，上端通大气，下端和水银储槽相通。袖带是一个外包布套的长方形橡皮囊，借橡皮管分别和检压计的水银储槽及气球相通。气球附有一个螺丝帽状的放气阀。

2. 测量人体动脉血压

（1）受试者端坐位，脱去一侧衣袖，静坐 5min。

（2）受试者前臂伸平，置于桌上，令上臂中段与心脏处于同一水平。将袖带卷缠在距离肘窝上方 2cm 处，松紧度适宜，以能插入两指为宜。

（3）于肘窝处靠近内侧触及动脉脉搏，将听诊器胸件放于上面。

（4）一手轻压听诊器胸件，一手轻握橡皮球向袖带内充气使水银柱上升到听不到"血管音"时，继续打气使水银柱继续上升 20mmHg，一般达 180mmHg。随即松开气球螺帽，徐徐放气，以降低袖带内压，在水银柱缓慢下降的同时仔细听诊。当突然出现"嘣嘣"样的声音时，血压计上所示水银柱刻度即代表收缩压。

（5）继续缓慢放气，这时声音发生一系列变化：先由低到高，而后由高突然变低，最后完全消失。在声音由强突然变弱这一瞬间，血压计上所示水银柱刻度即代表舒张压。放空袖带，使压力降为零。重复测量 2～3 次，每次间隔 2～3min，取平均值（图 4-9）。

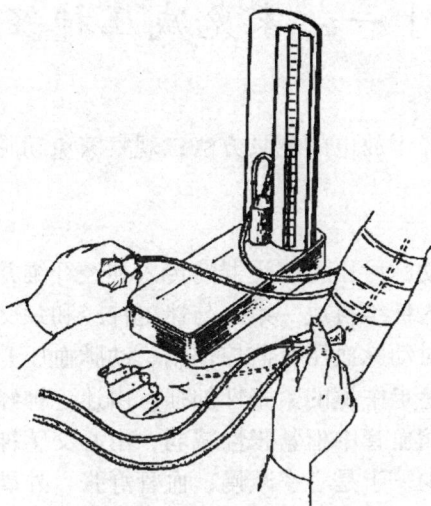

图 4 - 9 血压计测量人体动脉血压方法

**【注意事项】**

（1）室内须保持安静，以利于听诊。

（2）袖带不宜绕得太松或太紧。

（3）上臂位置应与右心房同高；袖带应缚于肘窝以上。听诊器胸件放在肱动脉位置上面时不要压得过重或压在袖带下测量，也不要接触过松以致听不到声音。

（4）如血压超出正常范围，让受试者休息 10min 后再测量。受试者休息期间把袖带解下。

**【思考题】**

（1）正常成人的血压值是多少？

（2）运动后收缩压和舒张压会如何变化？分析其变化的原因。

（田 晶 万 朋）

# 实验十一　家兔减压神经放电

## 【实验目的】

学习哺乳动物外周神经干放电的记录方法；观察家兔动脉血压变化与减压神经放电水平之间的关系。

## 【实验原理】

绝大多数哺乳动物主动脉弓压力感受器的传入神经纤维并入迷走神经进入延髓，兔的主动脉弓压力感受器传入纤维自成一束，与迷走神经和颈交感神经干伴行，称为减压神经，其传入中枢的冲动对动脉血压有监控作用。动脉血压升高时其传入冲动增加，冲动到达心血管中枢后，使迷走中枢的紧张性加强，由迷走神经传至心脏的冲动增多；同时，使心交感中枢和交感缩血管中枢紧张性减弱，由心交感神经传至心脏、缩血管神经传至血管平滑肌的冲动减少，于是心率减慢、血管舒张、外周阻力减小，使动脉血压保持在较低的水平。反之，动脉血压降低，其传入冲动减少或停止，对中枢的作用减轻，动脉血压又可升高。因此，减压反射是一种负反馈调节，它的生理意义在于维持动脉血压相对稳定。本实验将减压神经所引导出的冲动与血压换能器所记录到的颈总动脉血压的变化，同时输入多媒体系统内观察，比较二者的关系。

## 【实验材料】

（1）实验对象　家兔。

（2）实验器材　兔手术台、哺乳动物手术器械、动脉插管、动脉夹、压力换能器、BL－420生物机能实验系统、纱布、棉球、丝线、注射器、引导电极等。

（3）试剂和药品　生理盐水、1%肝素、20%乌拉坦溶液、1∶10000去甲肾上腺素溶液、1∶10000乙酰胆碱溶液。

## 【实验步骤】

1. 准备检压系统和监听设备

将动脉插管与压力换能器相连，通过三通开关用肝素溶液充灌压力换能器和动脉插管，排尽气泡。将减压神经放电引导电极插头插入生物机能实验系统的1通道，将压力换能器的输入插头插入2通道，将音箱与生物机能实验系统的监听输出口连接，调节音量，用于监听减压神经放电。

2. 动物准备

家兔称重后，用20%乌拉坦溶液5ml/kg耳缘静脉麻醉，然后进行气管插管，分离出左侧减压神经及右侧颈总动脉，并进行动脉插管。然后用引导电极的神经钩钩住已分离出的减压神经。开机并启动BL－420生物机能实验系统，在实验项目中选择"循环实验－减压神经放电"。适当调节以获得最佳效果。

## 【实验观察】

（1）减压神经放电

伴随每次心搏有一群冲动发放，减压神经干上的复合动作电位幅度约为100～200μV，监听器发出的冲动声与蒸汽机车开动的声音极相似。

（2）以 0.1ml/kg 的剂量静脉注射 1∶10000 去甲肾上腺素溶液，观察放电波形的幅度和密度改变，同时观察血压和心率的变化并监听其放电声音变化。

（3）以 0.1ml/kg 的剂量静脉注射 1∶10000 乙酰胆碱溶液，观察放电波形的幅度和密度改变，同时观察血压和心率的变化并监听其放电声音变化。

**【注意事项】**

（1）引导电极要悬空，不能触及周围组织，要与神经接触良好，否则产生干扰。

（2）不能将神经牵拉过紧。

**【思考题】**

实验结果证明减压反射具有负反馈特征，分析其调节过程和意义。

（田 晶 万 朋）

# 实验十二　反射时的测定及反射弧的分析

**【实验目的】**

学习反射时的测定方法，了解刺激强度与反射时的关系；分析反射弧的组成部分，探讨反射弧的完整性与反射活动的关系。

**【实验原理】**

反射时与刺激强度有关，在一定强度范围内，刺激愈强，反射时愈短。反射弧结构和功能的完整性是实现反射活动的必要条件。反射弧的任何部分受到破坏，反射活动都无法完成。

**【实验材料】**

（1）实验对象　蟾蜍。

（2）实验器材　蛙类手术器械一套、滴管、万能支台、竹夹、培养皿、烧杯、秒表、棉球、刺激器、刺激电极。

（3）试剂和药品　0.1%硫酸溶液、0.5%硫酸溶液。

**【实验步骤】**

左手持蛙，右手持剪刀，剪刀的一支插入口裂，另一支对准鼓膜后缘和枕骨大孔的位置将上颌及头颅剪去，保留脊髓，用小棉球塞入创口止血。将脊蛙俯卧固定在蛙板上，剪开右侧大腿背部皮肤，用玻璃分针分离股二头肌和半膜肌，暴露坐骨神经，并在神经下穿两条丝线备用。用竹夹夹住脊蛙下颌，悬挂在万能支台上。

**【观察项目】**

1. 反射时测定

用培养皿盛0.1%硫酸溶液，将蟾蜍左后肢的趾尖浸于硫酸溶液中，同时用秒表记录从浸入时起至蟾蜍左后肢发出屈曲所需要时间，然后迅速用清水洗去皮肤上的硫酸，用棉球擦干。重复3次，每次间隔2~3min，求其平均值，即为反射时。用0.5%硫酸溶液再依上法重复测定3次，求出其平均值。

2. 反射弧分析

（1）绕左后肢在趾关节上方皮肤做一个环状切口，撕掉切口至趾尖的皮肤，将其趾尖浸于0.5%硫酸溶液中，观察有无屈腿反应发生。然后用清水洗去趾尖的硫酸，用棉球擦干。

（2）将蟾蜍右后肢的趾尖浸于0.5%硫酸中，待出现屈腿反应后，用清水洗去趾尖的硫酸，用棉球擦干。在右后肢的坐骨神经上用丝线做两个结扎，在结扎之间将坐骨神经剪断。将其趾尖浸于0.5%硫酸中，观察有无屈腿反应出现。然后用清水洗去趾尖的硫酸，用棉球擦干。

（3）用电刺激右侧坐骨神经中枢端，观察对侧腿反应。

（4）破坏蟾蜍脊髓后，再重复（3）。

（5）用电刺激右侧坐骨神经外周端，观察对侧腿反应。

（6）直接用电刺激右侧腿腓肠肌，观察有何反应。

**【注意事项】**

（1）制备脊蛙时，颅脑离断的部位要适当，太高因保留部分脑组织而可能出现自主活动，太低又可能影响反射的产生。

（2）用硫酸溶液或浸有硫酸的纸片处理蛙的皮肤后，应迅速用清水清洗，以清除皮肤上残存的硫酸，并用棉球擦干，以保护皮肤并防止稀释硫酸。

（3）浸入硫酸溶液的部位应限于一个趾尖，每次浸泡范围也应一致，切勿浸入太多。

**【思考题】**

（1）反射时的长短主要取决于哪些因素？用两种浓度硫酸测得的反射时为什么不同？

（2）反射弧实验中所设计的每一个步骤，分别证明反射弧中的哪个部分？

（马建康　田　晶）

# 实验十三　视敏度测定

**【实验目的】**

学习视敏度的测定方法并了解测定原理。

**【实验原理】**

视敏度即视力，指眼能分辨物体微细结构的最大能力，通常用人眼所能看清的最小视网膜像的大小（五分记录）或最小视角的大小（小数记录）来表示。临床上常用国际标准视力表来检查视力。该视力表有 12 行大小不同的 E 字图形，自上而下逐渐减小。当受试者站在 5m 远的距离注视第 10 行图形时，图形缺口两缘在眼前所成的视角为 1 分，此时缺口在视网膜像中的距离为 $5\mu m$，若单眼能够分辨则为正常视力，其视力为 1.0。若某人须在距视力表 2.5m 处才能分辨第 10 行，则其视力根据以下公式计算：

受试者视力 = 受试者辨清某行图形的最远距离/1.0 视力者辨清该行图的最远距离。

计算可得，其视力为 2.5/5 = 0.5（低于正常视力）。

国际标准视力表（小数记录值）与标准对数视力表（五分记录值）的换算见表 4 - 5。

表 4 - 5　两种视力表的记录值换算表

| 小　数记录值 | 0.1 | 0.12 | 0.15 | 0.2 | 0.25 | 0.3 | 0.4 | 0.5 | 0.6 | 0.8 | 1.0 | 1.2 | 1.5 |
|---|---|---|---|---|---|---|---|---|---|---|---|---|---|
| 五　分记录值 | 4.0 | 4.1 | 4.2 | 4.3 | 4.4 | 4.5 | 4.6 | 4.7 | 4.8 | 4.9 | 5.0 | 5.1 | 5.2 |

**【实验材料】**

（1）实验对象　人。

（2）实验器材　视力表、指示棍、遮眼板、米尺。

**【实验步骤】**

（1）视力表挂在光线均匀而充足的场所，高度适中。受试者站在或坐在距视力表 5m 远的地方。

（2）受试者自己用遮眼板遮住一眼，用另一眼看视力表，按实验者的指点说出视力表上的字或图形，由视力表上端的大字或图形开始向下试，直至试到受试者所能辨认清楚最小的字行为止，依照视力表旁所注的数字来确定其视力的记录值。若受试者对最上一行字也不能辨认清楚，则须令受试者向前移动，直至能辨认清最上一行字为止。测量出受试者与视力表的距离再按上述公式推算出视力。

（3）用同样的方法检查另一只眼的视力。

**【注意事项】**

（1）利用自然光检查时，应在光线充足的室内；悬挂视力表的墙上，应白色无窗，侧面在距墙 1m 处应有窗。

（2）两眼要分别检查，检查一眼时，另一眼用遮眼板遮住。

**【思考题】**

（1）当距离不变时，人的视力与他所能看清的最小的字和图形的大小有什么关系？当字的大小不变时，人的视力与他所能够看清楚字所需要的最远距离的大小有什么关系？

（2）分辨物体的精细结构时，为什么眼睛必须直视而不能斜视？试从视网膜的组织结构特点加以说明。

（3）近视眼形成的原因是什么？形成近视眼后应该怎么办？

（马建康　田　晶）

# 实验十四 视野测定

**【实验目的】**

学习视野计的使用方法，测定正常人白、红、黄、绿各色视野。

**【实验原理】**

视野是单眼固定注视正前方一点时所能看到的空间范围。视野测定有助于对视网膜、视觉传导路和视觉中枢病变的诊断。正常人的视野范围，鼻侧和额侧较窄，颞侧和下侧较宽。在相同亮度下，白色视野最大，黄、蓝色次之，再次为红色，绿色视野最小。

**【实验材料】**

（1）实验对象　人。

（2）实验器材　视野计、视标（白、红、黄、绿）、视野图纸、铅笔。

**【实验步骤】**

（1）观察视野计的结构并熟悉其使用方法。

（2）将视野计对着光线充足的地方放好。受试者把下颌放在颌托架上，调整颌托架的高度，使眼恰与弧架的中心点位于同一水平位置。遮住一眼，用另一眼注视弧架的中心点。实验者从周边向中央慢慢移动弧架上插有白色纸片的视标架，随时询问受试者是否看见了白色视标。当受试者回答看到时，就将视标移回一些。然后再向前移，重复试一次。待得到一致结果后，就将受试者刚能看到视标时所在的点划在视野图纸的相应经、纬度上。用同样的方法测出对侧刚能看到视标之点。划在视野图纸的相应经、纬度上。

（3）将弧架转动45°角，重复上项操作。如此继续下去，操作4次，得出8个点。将视野图纸上的8个点依次连接起来，就得出视野的范围。

（4）按照相同的操作方法，测定红、黄、绿各色视觉的视野。

（5）依同样方法，测定另一眼的视野。

**【注意事项】**

（1）测试过程中，被测眼应始终凝视弧架中心点。

（2）测白色视野时，只要求受试者看见白色的影子，而测其他颜色视野时，则必须要能分清其为何种颜色为止。

（3）测红、黄、绿色视野时，不能让受试者预先看见视标的颜色。

（4）实验过程中，可让受试者适当休息，以避免眼睛疲劳而影响实验结果。

**【思考题】**

（1）视野异常是否一定是视网膜功能异常的反映？

（2）某患者左眼颞侧、右眼鼻侧出现视野缺损，试判断其病变的可能部位。

（3）夜盲症患者的视野有无变化，为什么？

（马建康　田　晶）

# 实验十五 瞳孔调节反射和瞳孔对光反射

**【实验目的】**

观察人眼视近物时和受到光线刺激时瞳孔缩小的现象，以了解瞳孔调节反射及瞳孔对光反射。

**【实验原理】**

人眼视近物时，引起晶状体变凸，瞳孔缩小，两眼轴辐辏，这些反射活动称视觉调节反射，最终使视网膜上形成一个清晰物像。瞳孔缩小亦称瞳孔调节反射，反射途径为：视网膜传入冲动经视神经、视交叉和视束到丘脑外侧膝状体，投射到大脑皮层枕叶，再由额叶中央前回下行，经锥体束中的皮质——中脑束至中脑正中核，再达中脑缩瞳核，换神经元后发出纤维到达睫状体神经节，再换神经元后发出睫状短神经，支配瞳孔括约肌，使瞳孔缩小。

瞳孔对光反射是指当光线照射一侧瞳孔视网膜时，通过反射不仅使同侧瞳孔缩小（直接对光反射），而且对侧瞳孔也缩小（间接对光反射）。反射过程为：当强光照射视网膜时产生的神经冲动经视神经、视束、外侧膝状体内缘传到四叠体顶盖前区更换神经元，由此发出的纤维到达动眼神经缩瞳核，换神经元后发出纤维到达睫状体神经节，再换神经元后发出睫状短神经，支配瞳孔括约肌，使瞳孔缩小。

**【实验材料】**

（1）实验对象　人。

（2）实验器材　手电筒、纸板。

**【实验步骤】**

（1）令受试者注视远处某目标后，再移近，观察瞳孔大小的变化。

（2）让受试者注视远方，观察其瞳孔大小，然后用手电照射受试者的一眼，观察其瞳孔是否缩小。用纸板将鼻侧光线挡住以防止光线射入另一眼，用手电照射受试者的一眼，观察其另一眼的瞳孔变化。

**【思考题】**

（1）何谓眼的调节，它是怎样引起的？

（2）看近物时，瞳孔缩小的作用是什么？

（3）光照一侧瞳孔，另一侧瞳孔为何也会缩小？

（4）瞳孔调节反射和瞳孔对光反射的反射弧是否一致？

（马建康　田　晶）

# 实验十六　声音的传导途径

**【实验目的】**

掌握临床上常用的鉴别传导性耳聋与神经性耳聋的实验方法和原理；比较声音的空气传导与骨传导的特点。

**【实验原理】**

声波经外耳、鼓膜和听小骨传至内耳，称为空气传导，是声音传导的主要途径。声波也可经颅骨、耳蜗骨壁传入内耳，称为骨传导。在正常情况下，空气传导的功效大于骨传导。在患有传音性耳聋时，病耳的骨传导大于空气传导。若患感音性耳聋，则空气传导与骨传导均有不同程度的减退。临床上用此原理大致上可鉴别耳聋的性质。

**【实验材料】**

（1）实验对象　人。

（2）实验器材　音叉（频率为256次/s或512次/s）、棉球、胶管。

**【实验步骤】**

1. 比较同侧耳的空气传导和骨传导（任内氏实验）

（1）保持室内肃静，受试者取坐位。检查者敲响音叉后，立即将音叉柄置于受试者一侧颞骨乳突部。此时，受试者可听到音叉响音，以后随时间逐渐减弱。

（2）当声音刚刚听不到时，立即将音叉移至其外耳道口。则受试者又可重新听到响声。反之，先置音叉于外耳道口处。当听不到响声时再将音叉移至乳突部，受试者仍听不到声音。这说明正常人气导时间比骨导时间长，临床上叫做任内氏实验阳性（＋）。

（3）用棉球塞住同侧耳孔，重复上述实验步骤。由于气导时间缩短，等于或小于骨导时间，临床上称为任内氏实验阴性（－）。

2. 比较两耳骨传导（魏伯氏实验）

（1）用发音的音叉柄置于受试者前额正中发际处，令其比较两耳的声音强度。正常人两耳声音强度相同。

（2）用棉球塞住受试者一侧耳孔，重复上述操作，询问受试者声音偏向哪侧。

**【注意事项】**

（1）敲击音叉不要用力太猛，切忌在坚硬物体上敲打以免损坏音叉，可在手掌或大腿上敲击。

（2）在操作过程中，只能用手指持音叉，避免音叉与一切物体接触。

（3）音叉应垂直置于外耳道口，音叉末端与外耳道口水平并相距 1~2cm，振动方向应对准外耳道口。

**【思考题】**

（1）正常情况下，气传导为何大于骨传导？

（2）任内氏和魏伯氏实验的临床意义是什么？

（3）咽喉发炎时，为何经常会出现耳鸣现象？

（马建康　王春艳）

# 实验十七 人体眼震颤的观察

**【实验目的】**

掌握半规管检查方法，了解半规管在维持正常姿势中的意义。

**【实验原理】**

眼震颤主要是由于半规管受刺激引起的，它可反射性的引起眼外肌肉的规律性活动，从而造成眼球的规律性往返运动。在生理情况下，两侧水平半规管受刺激时，可引起水平方向的眼震颤。眼震颤慢动相的方向与旋转方向相反，是由于对前庭器官的刺激引起的，而快动相的运动方向与旋转方向一致，是中枢矫正性运动。临床上，常用检查眼震颤的方法，来判断前庭器官的功能是否正常。

**【实验材料】**

（1）实验对象 人。

（2）实验器材 前庭功能转椅、秒表。

**【实验步骤】**

（1）每三人为一组，一人被检查，其余两人在检查者旋转时及旋转后对其进行保护，同时进行观察和计数。

（2）被检查者直立坐在旋转椅上，在旋转之前先做定指位实验。定指位实验的方法是：检查者与被检查者对面而坐，以检查者的食指作为目标物。令被检查者坐直，平直的抬起上肢并以食指接触检查者的作为目标物的食指，随即迅速放下手，然后闭上眼睛，重做一遍，此时应能正确完成。

（3）被检查者将头略前倾30°角，闭眼，以1周/2s的速度均匀地进行旋转。在旋转10周后骤然停下，此时检查者可将其扶下以防跌倒，被检查者立即睁眼并注视正前方一点，在旋转停止的同时检查者立即开动秒表，计数眼球震颤的持续时间、震颤次数及震颤方向，在此期间被检查者应默记自己的主观感觉，主要为周围物体是否旋转、其旋转方向、有无头晕、恶心或其他感觉，以便在实验结束时向被检查者报告。

（4）确定旋转后眼球震颤的持续时间，由于眼球震颤的频率是逐步减慢的，最后可能会数秒中出现一次震颤，所以以连续10s不出现一次震颤为标准来表示震颤的真正结束。具体做法：当检查者看到震颤频率越来越低，而且某一次震颤有可能是最后一次震颤时，另外一人开动第二块秒表计时，确定在10s内有无震颤发生，如果没有，停止计时，用第一块秒表所示时间减去10s，即为眼震颤持续时间（正常为20~40s）。如果在10s内还有眼震颤发生，在眼震颤发生时重新计10s，以此类推，直到10s内没有眼震颤发生为止。

（5）眼震颤结束后做定指位实验，和旋转前进行比较；或另行旋转一次，旋转后立即作定指位测验，和旋转前进行比较，看有何不同。

**【注意事项】**

（1）实验前应询问被检查者是否有晕车、晕船等现象，如果有且较严重，不应参加实验。

（2）在被检查者进行旋转时以及旋转后要做好保护措施。

（3）眼震颤计数以最后 10s 没有出现震颤现象作为结束。

（马建康　王春艳）

# 第五章

# 病理状态下机体的机能活动

## 实验一  小鼠实验性肺水肿

**【实验目的】**

（1）学会复制肺水肿的动物模型。

（2）观察肺水肿的表现，并分析其发生机制。

**【实验原理】**

肺水肿是指过多液体积聚在肺组织间隙或溢入肺泡腔内的病理过程。其发生机制与血管内、外液体交换失平衡（即肺毛细血管压增高、肺毛细血管通透性增高、血浆胶体渗透压下降及肺淋巴回流受阻等）有关。本实验通过给小鼠腹腔注射肾上腺素导致体循环血管强烈收缩，回心血量急剧增加，血液由体循环转移至肺循环，使肺血容量骤然增多，肺毛细血管流体静压增加，导致肺微血管内皮细胞受牵拉、细胞连接部位开裂、微血管通透性增加，最终导致急性肺水肿的发生。

**【实验材料】**

（1）实验对象  小鼠2只。

（2）实验器材  2ml注射器及针头1个、手术剪刀、镊子、电子秤、鼠固定台、滤纸、缝合线、图钉、500ml烧杯。

（3）试剂和药品  0.1%肾上腺素注射液。

**【实验步骤】**

（1）取体重相近的健康小鼠甲、乙两只，称取体重，标记，观察呼吸频率、深度和一般状况。

（2）取甲鼠为实验组，腹腔注射0.1%肾上腺素65ml/kg。

（3）观察甲鼠的表现（注意呼吸变化）直至其死亡。

（4）解剖甲鼠：将图钉刺入死亡鼠四肢末端，固定于木板上，从剑突处向上剪开胸腔，剥离气管，用线扎住气管下端，防止水肿液流出，在结扎处的上端剪断气管，并将肺连同心脏、结缔组织及脂肪一并取出。

（5）将肺（去除心脏及其他结缔组织和脂肪）放在滤纸上，吸去表面水分，称取肺的重量，计算肺重占体重之百分数，并观察肺的大体形态。

（6）取乙鼠为正常对照组。用颈椎脱臼法处死，按步骤（4）解剖，取出肺脏，吸去水分，称其重量，计算肺重占体重之百分数，并与甲鼠进行比较。

（7）比较两鼠肺的大体形态变化（颜色、大小、质地）。

（8）用烧杯装半杯水，将两鼠的肺放入烧杯内，观察肺是否下沉。

（9）剪断气管结扎处，观察是否有泡沫状液体流出。

将实验观察到的现象填入表5-1。

表5-1　小鼠实验性肺水肿结果记录表

| 组别 | 一般状态 | 呼吸频率及深度 | 口鼻流出物 | 肺颜色 | 肺重量 | 肺/体比（%） |
| --- | --- | --- | --- | --- | --- | --- |
| 对照组 | | | | | | |
| 实验组 | | | | | | |

**【注意事项】**

（1）腹腔注射时，针头刺入部位不宜太靠近上腹部或太深，防止刺破内脏，角度不宜太小，否则容易刺入皮下。

（2）解剖取出肺时，切勿损伤或挤压肺组织，以免水肿液流出影响实验结果。

**【思考题】**

（1）实验组和对照组为什么会有不同结果？

（2）联系理论，分析肾上腺素导致肺水肿发生的机制是什么？

（杨淑艳　朱辛为）

# 实验二 缺 氧

**【实验目的】**

（1）学习复制不同类型的缺氧动物模型，掌握缺氧的原因及分类。

（2）观察不同类型缺氧对呼吸的影响及皮肤、黏膜颜色的变化特点。

（3）观察在中枢神经系统功能状态不同或外界环境温度不同的情况下，动物对缺氧耐受性的差异，了解影响缺氧过程的因素及其在防治缺氧中的意义。

**【实验原理】**

低张性缺氧的常见原因是大气中氧分压过低和外呼吸功能障碍。本实验通过将小白鼠放入装有钠石灰的密闭瓶内，造成低张性缺氧。血液性缺氧主要是由于血红蛋白数量减少或性质改变，使血液携带氧能力下降，导致组织缺氧。本实验使小鼠吸入 CO，CO 与血红蛋白结合形成碳氧血红蛋白而失去与氧结合的能力，引起缺氧；亚硝酸钠为强氧化剂，给小鼠腹腔注射后，可使体内血红蛋白分子中的二价铁氧化为三价铁，形成高血红蛋白，失去结合氧的功能，导致血液性缺氧。加入美蓝还原剂可使三价铁还原为二价铁，结合氧能力增强发挥治疗作用。组织性缺氧的主要原因是组织中毒和某些维生素的缺乏。本实验通过腹腔注射氰化物使组织细胞利用氧障碍，造成组织中毒性缺氧。

缺氧对机体的影响与缺氧的原因、发生速度、程度和持续时间有关，此外，机体的功能、代谢状态、年龄和适应性锻炼等都影响机体对缺氧的耐受性和反应性。本实验分别给动物注射中枢神经兴奋剂和抑制剂来改变机体的机能状态，改变外界环境温度进而改变机体的代谢，从而使机体对缺氧的耐受性不同，最终造成动物的存活时间不同。

**【实验材料】**

（1）实验对象 小鼠 10 只。

（2）实验器材 125ml 广口瓶 10 个、无孔胶塞 5 个、有孔胶塞 1 个、5ml 注射器及针头 1 支、1ml 注射器及针头 4 支、500ml 烧杯、天平、钠石灰、碎冰块、电热恒温水浴箱、热水、温度计、方盘、手术剪刀、镊子、鼠固定台、装有 CO 的气囊。

（3）试剂和药品 1% 咖啡因、20% 乌拉坦、5% $NaNO_2$、1% 美蓝、0.1% 氰化钾溶液。

**【实验步骤】**

（1）取 10 只小鼠称重、标记、分组。

（2）复制低张性缺氧模型

①取体重相近小鼠 2 只，一只为对照组，放入装有钠石灰的广口瓶中，观察动物的一般状态（活泼程度、动作是否灵活、协调性）、呼吸（频率、深度）状况。

②另一只为低张性缺氧模型组，放入装有钠石灰的广口瓶中，用无孔橡皮胶塞密闭

瓶口（橡皮塞周围可涂一圈水以防止漏气），记录密闭起始时间。观察动物呼吸、循环及全身状态的变化，直至动物死亡，记录存活时间。死后将动物解剖，与正常对照组比较，观察其肝脏颜色及皮肤、黏膜颜色的变化。

（3）中枢神经系统机能状态不同对缺氧耐受性的影响

①取体重相近的小鼠2只。

②其中一只皮下注射1%咖啡因（0.05ml/10g）后放入装钠石灰的广口瓶内。10min后密闭瓶口，勿使漏气，记录时间，观察动物的表现直至死亡，并记录动物存活时间。

③另一只小鼠，腹腔注射20%乌拉坦（0.06ml/10g），放入另一个装钠石灰的广口瓶内，处理方法、观察指标同上，比较二者的结果差异。

（4）外界环境温度不同对缺氧耐受性的影响

①取体重相近的小鼠2只。

②其中一只放入装钠石灰的广口瓶内，密闭瓶口，立即将广口瓶放入38~40℃热水中，开始计时。观察动物的表现至死亡，并记录动物存活时间。

③另一只放入另一个装钠石灰的广口瓶内，密闭，立即将广口瓶放入盛有冰水混合物的烧杯内（温度约0~4℃），开始计时。观察动物表现，记录存活时间。

④比较两只小鼠的实验结果。

（5）亚硝酸钠中毒

①取体重相近的小鼠2只，观察其行为，皮肤、黏膜颜色。

②经腹腔注入5% $NaNO_2$ 0.1ml/10g，其中一只注入 $NaNO_2$ 后立即再腹腔注射1%美蓝0.2ml/10g。

③观察小鼠行为、皮肤、黏膜颜色变化，记录存活时间。待小鼠死后进行解剖，观察肝脏及血液颜色。若注射美蓝的小鼠一直存活，则可将其处死，解剖观察其肝脏及血液颜色。

（6）CO中毒

①取1只小鼠放入广口瓶中，用注射器从装有CO的气囊中抽取3~5ml CO，注入瓶底，塞好带孔胶塞，观察小鼠行为，皮肤、黏膜颜色变化至死亡，记录存活时间。

②死后将动物解剖，观察其肝脏颜色及皮肤、黏膜颜色并与正常对照组比较。

（7）氰化物中毒

①取1只鼠，腹腔注射0.1%氰化钾溶液0.2ml，观察小鼠行为，皮肤、黏膜颜色变化，记录存活时间。

②死后将动物解剖，观察其肝脏颜色及皮肤、黏膜颜色并与正常对照组比较。

将实验结果填入表5-2。

表 5 – 2  小鼠缺氧实验结果记录表

| 组别 | 体重 | 肝脏颜色 | 皮肤、黏膜颜色 | 存活时间 |
|------|------|---------|--------------|---------|
| 对照鼠 | | | | |
| 低张性缺氧 | | | | |
| 1% 咖啡因 | | | | |
| 20% 乌拉坦 | | | | |
| 冰水 | | | | |
| 热水 | | | | |
| 注入 NaNO$_2$ | | | | |
| 注 NaNO$_2$ 再注美蓝 | | | | |
| CO 中毒 | | | | |
| 氰化物中毒 | | | | |

**【注意事项】**

（1）小鼠腹腔注射时应避免伤及肝脏，避免将药液注入肠腔或膀胱。

（2）氰化物有剧毒，勿染皮肤、黏膜，特别是皮肤破损处。

（3）注射咖啡因和乌拉坦后，待药物发挥作用方可密闭瓶口开始实验。

**【思考题】**

（1）缺氧瓶中为什么要放入钠石灰？

（2）在不同类型缺氧中，小鼠皮肤、黏膜有何变化？

（3）同正常对照组比较，注射咖啡因和乌拉坦、放入热水和冷水中，哪些情况下小鼠死亡较快，哪些情况下小鼠存活时间较长，为什么？

（4）不同机能状态下小鼠对缺氧的耐受性有何不同？为什么？有何临床意义？

（5）腹腔注射美蓝为什么可以解救亚硝酸钠中毒小鼠？

（杨淑艳　朱辛为）

# 实验三　急性右心衰竭

【实验目的】

（1）学习复制急性右心衰竭的动物模型。

（2）观察右心衰竭时机体的功能代谢变化（特别是血流动力学的改变）。

【实验原理】

心力衰竭指在各种致病因素的作用下，心脏的收缩和（或）舒张功能发生障碍，使心输出量绝对或相对下降，以致不能满足机体代谢需要的病理生理过程。心力衰竭的基本病因为原发性心肌舒缩功能障碍和心脏负荷（包括前负荷和后负荷）过度。前负荷指心脏舒张时所承受的容量负荷，后负荷指心脏收缩时所承受的压力负荷。本实验通过耳缘静脉注射液体石蜡造成急性肺小血管栓塞，引起右心后负荷增加及通过静脉快速大量输液造成右心前负荷增加。由于右心前、后负荷过度增加，造成右心室收缩和舒张功能降低，从而导致急性右心衰竭。右心衰竭时右心室不能将体循环回流的血液充分排至肺循环，因此导致体循环淤血及全身性水肿。

【实验材料】

（1）实验对象　家兔。

（2）实验器材　BL-420生物机能实验系统、压力换能器、家兔固定台、手术器械1套、缝合线、静脉插管、动脉插管、动脉夹、三通管、气管插管、1ml、5ml、10ml、50ml注射器、恒温水浴装置、电子秤、输液装置1套、温度计、烧杯。

（3）试剂和药品　20%乌拉坦溶液、液体石蜡、生理盐水、1%肝素溶液。

【实验步骤】

（1）取家兔1只称重，自耳缘静脉缓慢注入20%乌拉坦（5ml/kg）行全身麻醉。

（2）将家兔固定于手术台上，剪去颈部和胸部的毛。

（3）分离气管，行气管插管术用于描记呼吸。

（4）分离左颈总动脉及右侧颈外静脉，分别在血管下穿两根线备用。

（5）自家兔耳缘静脉注射1%肝素溶液，使家兔肝素化；在血管插管、三通管内注满1%肝素溶液使之肝素化，防止凝血。

（6）行颈总动脉插管，用于测量血压；右侧颈外静脉插管，用于测量中心静脉压和输液。

（7）连接BL-420生物机能实验系统，描记正常的动脉血压、中心静脉压和呼吸曲线。

（8）复制心力衰竭的动物模型　①用注射器抽取水浴加热至38℃的液体石蜡1ml，以0.1ml/min的速度缓慢注入耳缘静脉，同时观察动脉血压和中心静脉压。当动脉血压明显下降或中心静脉压明显升高时，立即停止注射并继续观察5 min。如果血压或中心静脉压恢复至正常水平，可以再缓慢注入少许石蜡，直至血压轻度下降（10～20mmHg）或中心静脉压明显升高为止（液体石蜡用量一般不超过0.5ml/kg），记录各项指标。②注射液体石蜡后观察5 min，然后以5～8ml/（min·kg）（相当于每千克体重 70～120 滴/min）快速输入生理盐水。输液过程中观察各项指标的变化，直至动物死亡。

（9）解剖观察 剖开胸、腹腔，观察动物有无胸水、腹水，肝脏体积及外观情况，肠壁有无水肿，肠系膜血管充盈情况等。

将实验结果填入表 5-3。

表 5-3 家兔急性右心衰竭实验结果记录表

| 组别 | 呼吸 | 血压 | 中心静脉压 | 胸水 | 腹腔 |
| --- | --- | --- | --- | --- | --- |
| 实验前 | | | | | |
| 实验后 | | | | | |

【注意事项】

（1）注射液体石蜡要缓慢，量不宜过大，否则易造成动物死亡。

（2）液体石蜡要加温，其目的是降低石蜡的黏滞性，使其注入血液后形成细小栓子。

【思考题】

（1）本实验心力衰竭动物模型复制的机制是什么？

（2）快速输液如何导致心力衰竭？

（3）右心衰竭的临床表现有哪些？

（4）急性右心衰竭可导致哪些血流动力学变化？

（5）本实验有无缺氧现象？如果有，是哪些类型的缺氧？其发生机制是什么？

（6）为什么右心衰竭会出现中心静脉压升高？

（杨淑艳 郑中华）

# 实验四 酸碱平衡紊乱

【实验目的】

（1）学习复制不同类型酸碱平衡紊乱模型。

（2）观察单纯型酸碱平衡紊乱时机体主要功能代谢、血液酸碱参数的变化。

（3）掌握急性代谢性酸中毒的实验性治疗方法。

【实验原理】

单纯性酸碱平衡紊乱主要分为四种（代谢性酸、碱中毒及呼吸性酸、碱中毒）。引起代谢性酸中毒的主要原因有固定酸产生或摄入过多、肾脏泌尿功能障碍、高血钾等。本实验给家兔输入酸性物质诱发代谢性酸中毒，并用酸、碱中和的方法予以治疗。代谢性碱中毒的主要原因有酸性物质丢失过多、碱性物质输入或摄入过多等。本实验通过输入碱性物质复制代谢性碱中毒模型。呼吸功能障碍是呼吸性酸中毒最常见的原因。本实验通过堵塞气管插管造成呼吸障碍方法来复制呼吸性酸中毒模型。过度通气是呼吸性碱中毒常见原因。本实验通过用电刺激家兔股神经造成剧烈疼痛，引起通气过度复制呼吸性碱中毒模型。

【实验材料】

（1）实验对象　家兔。

（2）实验器材　BL－420生物机能实验系统、动物插管、动脉夹、2ml、10ml及20ml注射器及针头（各两个）、小软木塞、手术器械1套、麻醉科用橡皮气管插管、6V交流电刺激装置（可利用显微镜灯变压器或其他变压装置加上刺激电极组成）、血气酸碱分析仪。

（3）试剂和药品　20%乌拉坦、0.5%普鲁卡因、1%肝素生理盐水、12% $NaH_2PO_4$ 溶液或0.5mol/L盐酸、5%碳酸氢钠、0.1%肾上腺素。

【实验步骤】

1. 取家兔1只称重，20%乌拉坦（5ml/kg）耳缘静脉注入麻醉，固定于手术台上，剪颈部及一侧腹股部的毛。

2. 分离一侧颈总动脉和气管。向颈总动脉内插入动脉插管供描记血压及取血用；气管内插入气管插管供描记呼吸曲线。

3. 切开一侧股部皮肤，分离股神经。

4. 用2ml注射器吸取肝素少许，使注射器及针头内部都充满肝素溶液。然后朝向心方向从颈总动脉采血0.5ml（切勿进入气泡），拔出针头后立即插入小软木塞内以隔绝空气，进行实验前的血液pH、$PaO_2$、$PaCO_2$、[$HCO_3^-$]和BE测定。

5. 复制模型

（1）代谢性酸中毒及其治疗

①自家兔耳缘静脉注入12% $NaH_2PO_4$（5ml/kg）或0.5mol/L HCl（3ml/kg），描记呼吸及血压曲线。

②10min后，由颈总动脉取血1.0ml用于测定血pH、$PaCO_2$、[$HCO_3^-$]和BE值。

③根据注入酸后测定的 BE 值按下式进行补碱治疗。

BE 值绝对值 × 体重（kg）× 0.3 = 所需补碳酸氢钠的量（mmol/L）　（0.3 是 $HCO_3^-$ 进入体内分布的间隙，即体重 ×30%）

5% 碳酸氢钠 1.0ml = 0.6 mmol。

所需 5% 碳酸氢钠 ml 数 = 所需补充碳酸氢钠的 mmol 数/0.6。

④注入碳酸氢钠治疗 10min 后，再次取血测定 pH、$PaO_2$、$PaCO_2$、[$HCO_3^-$] 及 BE 值，观察是否恢复正常。

（2）呼吸性酸中毒　将上述补碱治疗后测定的酸碱参数作为本实验的对照值，进行呼吸性酸中毒的实验。完全堵住气管插管的管口 1min，在此期之末，迅速从颈总动脉取血 0.5ml 测定酸碱参数，然后解除堵塞，观察血液酸碱参数变化。

（3）呼吸性碱中毒　取动脉血测定酸碱对照值后，用 6V 交流电刺激兔的股神经 15s，因剧烈疼痛而使呼吸加深加快，造成过度通气。在 15s 之末迅速取动脉血测定酸碱参数。

（4）代谢性碱中毒　取颈总动脉血测定酸碱参数表明呼吸性碱中毒已恢复后，经兔耳缘静脉注入 5% 碳酸氢钠（3ml/kg），10min 后从颈总动脉取血测定酸碱参数。这些数值在短时间内不会恢复正常，故不便继续进行其他实验。

（5）代谢性酸中毒合并呼吸性酸中毒　取颈总动脉血测定酸碱参数在正常范围后，从耳缘静脉注入 0.1% 肾上腺素 1ml/kg，待动物出现呼吸困难、躁动不安、发绀或口鼻流出粉红色泡沫状液体，即急性肺水肿模型复制成功后，取颈总动脉血测酸碱参数变化。

将实验结果填入表 5-4。

表 5-4　家兔酸碱平衡紊乱实验结果记录表

| 组别 | 呼吸 | 血压 | PaO₂ | PaCO₂ | [HCO₃⁻] | BE | pH |
|---|---|---|---|---|---|---|---|
| 实验前 | | | | | | | |
| 代谢性酸中毒 | | | | | | | |
| 代酸治疗后 | | | | | | | |
| 呼吸性酸中毒 | | | | | | | |
| 呼吸性碱中毒 | | | | | | | |
| 代谢性碱中毒 | | | | | | | |
| 代酸合并呼酸 | | | | | | | |

【注意事项】

（1）血液标本量应一致，采集后立即送检。

（2）堵塞气道时间不宜过长，以免造成动物死亡。

【思考题】

（1）实验复制的几种酸碱平衡紊乱中血气和酸碱指标有什么变化？

（2）四种酸碱平衡紊乱的常见原因及其发生机制是什么？对机体有哪些影响？

（杨淑艳　郑中华）

# 实验五　急性中毒性肾功能不全

## 【实验目的】

（1）复制急性中毒性肾功能不全的动物模型。

（2）观察中毒家兔的血气、酸碱变化、血尿素氮水平及尿的变化，并分析其发生机制。

## 【实验原理】

泌尿功能是肾脏的主要功能之一，尿液的形成包括：肾小球的滤过；肾小管和集合管的重吸收；肾小管和集合管的分泌及排泄。凡能影响以上这些过程的因素，均会改变尿液的生成和尿量的变化。

重金属（如铅、汞等）可作用于肾小管上皮细胞，引起近曲小管上皮细胞水肿、核固缩、甚至呈大片状坏死，造成肾功能急剧下降而发生急性肾功能衰竭。

## 【实验材料】

（1）实验对象　家兔2只。

（2）实验器材　手术器械1套、婴儿秤、兔台、5ml、10ml、20ml注射器及针头、试管、滴管、漏斗、吸管、试管夹、酒精灯、试管架、颈动脉插管、血气分析仪、生化分析仪、光电比色计、离心机、水浴锅。

（3）试剂和药品　1% $HgCl_2$ 溶液、20%乌拉坦溶液、生理盐水、5%醋酸溶液、1%肝素溶液、尿素氮试剂、2%二乙酰单肟试剂、尿素氮标准储备液（1g/L）、尿素氮标准液（0.025g/L）。

## 【实验步骤】

（1）取家兔2只，于实验前一天称重后，一只家兔皮下或肌内注射1% $HgCl_2$ 溶液（1.5~1.7ml/kg），即为急性中毒性肾功能不全模型；另一只为正常对照，在相同部位注射等量的生理盐水。将2只兔笼均置于大漏斗上，收集尿液，测量24小时尿量。

（2）家兔称重后，以20%乌拉坦耳缘静脉麻醉，固定于兔台。在耻骨联合上1.5cm处做长约5cm的正中切口，沿腹白线切开腹膜，暴露膀胱，穿刺取出全部尿液，供尿蛋白定性及尿液镜检。

（3）颈动脉分离插管，取血1.0ml用于血气分析（pH、$HCO_3^-$、$PaCO_2$）；取血3ml（肝素抗凝）离心3000转/min，10min，取血清用于尿素氮测定。

（4）尿常规检查

①尿沉渣镜检　将尿液以1000转/min离心5~10min，取离心后的尿沉渣，滴入2滴5%醋酸溶液，然后涂于玻片上，盖上盖玻片，光镜下进行管型计数、细胞计数。

②尿蛋白定性检查　将离心后的尿液置于大试管内，倾斜试管，于酒精灯上加热至沸腾，观察有无混浊；加3~5滴醋酸，再加热至沸腾，如混浊消失，是因为醋酸可除去磷酸盐或碳酸盐所形成的白色混浊。混浊不退为蛋白阳性，按其混浊程度以 –、+、++、+++、++++表示。

"–"表示尿液清晰无混浊；

"+"表示尿液出现轻度白色混浊（含蛋白0.1～0.5g/L）；

"++"表示尿液稀薄乳样混浊（含蛋白0.5～2g/L）；

"+++"表示尿液乳浊或有少量絮片存在（含蛋白2～5g/L）；

"++++"表示尿液出现絮状混浊（含蛋白>5g/L）。

（5）血清尿素氮测定

原理：尿素在强酸条件下与二乙酰单肟和氨硫脲共煮，生成红色复合物，色深浅与尿素氮含量成正比关系，用分光光度计测量可计算出含量。

取3只试管分别标记后按表5-5操作。

表5-5 血尿素氮测定操作表

| 试剂（ml） | 空白管 | 标准管 | 样品管 |
|---|---|---|---|
| 尿素氮试剂 | 5.0 | 5.0 | 5.0 |
| 二乙酰单肟试剂 | 0.5 | 0.5 | 0.5 |
| 蒸馏水 | 0.1 | — | — |
| 尿素氮标准液 | — | 0.1 | — |
| 1:5稀释血清 | — | — | 0.1 |

将上述各管充分摇匀，置沸水浴中加热10min，置流水冷却3min，在540nm波长下比色，记录标准管的光密度读数（$D_标$）及样品管的光密度读数（$D_样$）。计算每100ml血清中尿素氮的含量（mg）：

$$\frac{D_样}{D_标} \times 0.002 \times \frac{5 \times 100}{0.1} = \frac{D_样}{D_标} \times 10 = 血清尿素氮（g/L）$$

（6）形态学观察

①将对照及模型家兔一并处死，取出肾脏，称重，计算肾重/体重之比。

②观察并比较两只家兔肾脏的大体形态、颜色、光泽、条纹等。

③于显微镜下观察对照组及模型组肾小管上皮细胞有无明显的坏死、脱落；管腔有无蛋白、红细胞、管型等。

将实验结果填入表5-6。

表5-6 急性中毒性肾功能不全实验结果记录表

| 组别 | 全血 | | 血清 | 尿 | | | 肾 | |
|---|---|---|---|---|---|---|---|---|
| | pH | $[HCO_3^-]$ | BUN | 尿量 | 蛋白 | 镜检 | 大体 | 剖面 |
| 对照组 | | | | | | | | |
| 实验组 | | | | | | | | |

【注意事项】

（1）血清、标准液等试剂用量应准确。

（2）严格掌握各反应（煮沸及冷却）时间，否则颜色消退。

（3）正常血清尿素氮为140～200mg/L，急性汞中毒性肾病家兔血清尿素氮是正常值的 1～2 倍。

（4）标准液需经常配制，否则影响结果；标准液达室温再操作。

**【思考题】**

（1）肾的主要功能有哪些？

（2）何谓急性肾功能不全？有哪些主要原因？

（3）根据实验结果分析、判断家兔是否发生肾功能不全。

（4）用所学理论分析汞引起急性肾功能不全的机制。

（5）结合实验结果讨论发生蛋白尿、管型的机制。

（杨淑艳　钟秀宏）

# 实验六 弥散性血管内凝血

【实验目的】

（1）学会复制急性实验性 DIC 动物模型。

（2）动态观察 DIC 时微循环变化，分析并讨论其发病机制。

【实验原理】

弥散性血管内凝血（disseminated intravascular coagulation，DIC）是临床上常见的病理过程，病人症状复杂多变，病死率高。本实验通过给家兔注射高分子右旋糖酐促凝物质导致血液凝固性增高而发生 DIC。

【实验材料】

（1）实验对象 家兔（2.0~2.5kg）。

（2）实验器材 手术器械 1 套、动脉插管、动脉夹、气管插管、小试管架、刻度离心管、离心机、BL－420 生物信号采集系统、血小板聚集仪、血液黏度计、血栓形成仪、BI－2000 医学图像分析系统。

（3）试剂和药品 3% 戊巴比妥钠溶液、10% 高分子右旋糖酐溶液、1% 肝素溶液。

【实验步骤】

（1）家兔称重，仰卧位固定于兔台上。

（2）耳缘静脉注入 3% 戊巴比妥钠溶液（1ml/kg）行全身麻醉。

（3）剪去颈部被毛，暴露气管，行气管插管，保持呼吸通畅。分离两侧颈总动脉、插管，分别用于留取血液样本及描记血压。分离一侧颈外静脉，以备推注右旋糖酐。

（4）在右侧腹直肌旁做长约 5~8cm 的纵行中腹部切口，钝性分离肌肉，打开腹腔后，推开大网膜，找出一段游离度较大的小肠肠袢，从腹腔中拉出，放置在连接于 BI－2000 医学图像分析系统的微循环恒温灌流槽内，调节灌流液液面，使其刚刚覆盖过肠系膜。

（5）用 BI－2000 医学图像分析系统于显微镜下观察肠系膜的正常微循环，记录正常状态下的血压；经颈总动脉取血，测定血液流变学指标。

（6）自颈外静脉推注 10% 右旋糖酐溶液 10ml/kg。

（7）于显微镜 10 倍物镜下动态观察肠系膜微循环，于 40 倍物镜下观察微循环中血细胞及血小板形态、血流速度、血栓形成、血浆外渗现象等。

（8）在推注右旋糖酐溶液后 10min、30min，分别记录血压变化、血液流变学指标。

（9）实验结束后处死动物，打开胸、腹腔，观察各脏器变化。

【思考题】

（1）试分析本实验动物发生 DIC 的可能机制。

（2）综合各项实验结果，分析复制的模型属于 DIC 的哪个期，并说明原因。

（杨淑艳 钟秀宏）

# 第六章

# 药物对机体机能活动的影响

## 实验一  给药途径对药物作用的影响（一）

【实验目的】

观察不同给药途径对硫酸镁作用的影响。

【实验材料】

（1）实验对象  小鼠2只。

（2）实验器材  天平、1ml注射器、小鼠灌胃针头。

（3）试剂和药品  15%硫酸镁溶液。

【实验步骤】

（1）取小鼠2只，称重、标记。

（2）甲鼠由腹腔注射15%硫酸镁溶液20ml/kg（3.0g/kg）；乙鼠以同样剂量灌胃。

（3）观察两鼠的表现，记录结果，填入表6-1。

表6-1  不同给药途径对硫酸镁作用的影响

| 组别 | 给药途径 | 给药前表现 | 给药后表现 |
|------|----------|------------|------------|
| 甲 |  |  |  |
| 乙 |  |  |  |

【注意事项】

（1）掌握正确的灌胃操作技术，如误入气管或损伤食管，可致窒息，或出现如同腹腔注射的吸收症状，甚至死亡。

（2）注射后作用发生较快，需密切观察。

【思考题】

以硫酸镁为例，说明不同给药途径对药物作用的影响。

（顾饶胜  刘 微）

# 给药途径对药物作用的影响（二）

【实验目的】

观察不同途径给予过量尼可刹米致小鼠惊厥的时间差异，了解给药途径对药物作用起效时间及作用强度的影响。

【实验材料】

（1）实验对象 小鼠。

（2）实验器材 1ml注射器、小鼠灌胃器、玻璃钟罩、天平。

（3）试剂和药品 5%尼可刹米溶液。

【实验步骤】

（1）小鼠3只，称重、编号。先观察其正常活动（呼吸、活动度及运动协调程度等），将小鼠分别灌胃、皮下和腹腔注射5%尼可刹米溶液20ml/kg。

（2）观察给药后各鼠是否出现兴奋、惊厥等症状，并记录出现症状的时间。

将实验结果填入表6-2。

表6-2 不同给药途径对尼可刹米作用的影响

| 鼠号 | 体重（kg） | 给药途径 | 给药前表现 | 给药后表现 |
| --- | --- | --- | --- | --- |
| 1 | | | | |
| 2 | | | | |
| 3 | | | | |

【思考题】

给药途径不同对药物效应有何影响？

（顾饶胜 刘 微）

# 实验二 药物 $LD_{50}$ 和 $ED_{50}$ 的测定

**【实验目的】**

学习 $LD_{50}$ 和 $ED_{50}$ 的测定方法,掌握 $LD_{50}$、$ED_{50}$ 的计算方法,理解其药理学意义。

**【实验原理】**

$ED_{50}$ 和 $LD_{50}$ 是分析和比较药效及毒效的重要参数。$ED_{50}$ 是指在一定的实验条件下,一群动物用药后,约半数动物出现疗效的剂量;而 $LD_{50}$ 则是半数动物出现死亡的剂量。为了对药物的毒性和疗效有一个较全面的考虑,可计算药物的治疗指数。治疗指数 = $LD_{50}/ED_{50}$,此比值越大,药物越安全。

**【实验材料】**

(1) 实验对象 小鼠,体重 18~24g,雌雄兼用。实验前禁食 12 小时,不禁水。

(2) 实验器材 1ml 注射器 4 支、电子秤 1 台。

(3) 试剂和药品 0.21%、0.26%、0.32%、0.40%、0.77%、0.96%、1.20%、1.50% 戊巴比妥钠。

**【实验步骤】**

1. $ED_{50}$ 的测定

(1) 取小鼠 40 只,雌雄各半,随机分成 4 组,每组 10 只。

(2) 各组戊巴比妥钠剂量分别为 21、26、32、40mg/kg,其相应浓度为 0.21%、0.26%、0.32% 和 0.40% 的戊巴比妥钠,腹腔注射药物容量 10ml/kg。

(3) 记录给药时间,以小鼠 15min 内翻正反射消失作为阳性反应指标。

2. $LD_{50}$ 的测定

方法同 $ED_{50}$ 的测定,戊巴比妥钠剂量分别为 77、96、120、150mg/kg,其相应浓度为 0.77%、0.96%、1.20% 和 1.50% 的戊巴比妥钠。以 24h 内死亡作为指标,记下死亡数。

将实验结果填入表 6-3、表 6-4。

表6-3 戊巴比妥钠 $ED_{50}$ 测定结果

| 组别 | 动物数(只) | 剂量(mg/kg) | 翻正反射消失动物数(只) | 有效率 |
|------|------------|-------------|------------------------|--------|
| 1 | 10 | 21 | | |
| 2 | 10 | 26 | | |
| 3 | 10 | 32 | | |
| 4 | 10 | 40 | | |

表 6 - 4　戊巴比妥钠 $LD_{50}$ 测定结果

| 组别 | 动物数（只） | 剂量（mg/kg） | 24h 内死亡动物数（只） | 死亡率 |
|---|---|---|---|---|
| 1 | 10 | 77 | | |
| 2 | 10 | 96 | | |
| 3 | 10 | 120 | | |
| 4 | 10 | 150 | | |

以上结果按寇氏法公式计算：

公式：$ED_{50} = \lg^{-1} \left[ X_m - i \left( \sum p_i - 0.5 \right) \right]$

$\qquad LD_{50} = \lg^{-1} \left[ X_m - i \left( \sum p_i - 0.5 \right) \right]$

上式中：$X_m$：最大剂量的对数；$i$：相邻两对数剂量之差（取绝对值）；$\sum p_i$：各组反应率（即有效率或死亡率）的总和。

【注意事项】

应缓慢推注药物，以免引起呼吸抑制。

【思考题】

（1）什么是 $LD_{50}$、$ED_{50}$？测定其有何意义？

（2）什么是治疗指数？如何测定和计算？

## 参考材料

### （一）改进寇氏（Karber）法计算 $LD_{50}$

此方法常用小鼠或大鼠进行测定。先以少量动物做预实验，以获得粗略的最大不致死量（$LD_0$）和最小致死量（$LD_{100}$），然后，在此剂量范围内，按等级分成 4～6 组。从求得的 $LD_0$ 及 $LD_{100}$ 计算各剂量组的公比。

公比 $r = \sqrt[n-1]{b/a}$ $\qquad\qquad\qquad\qquad\qquad\qquad$ （1）

式中 $n$ 为欲分组数；$b$ 为预实验 $LD_{100}$ 的剂量，$a$ 为预实验 $LD_0$ 的剂量。则各组剂量分别为 $a$、$ar$、$ar^2$、$ar^3$……。

设通过预实验，求得普鲁卡因的 $LD_0$ 为 164mg/kg，$LD_{100}$ 为 250mg/kg，准备分成 5 组进行实验，各组剂量为多少？

将以上数据代入公式（1）：

$r = \sqrt[n-1]{b/a} = \sqrt[5-1]{250/164}$

$\lg r = \lg \sqrt[5-1]{250/164}$

$\quad = \lg \sqrt[4]{250/164}$

$\quad = \lg \left( \dfrac{250}{164} \right)^{\frac{1}{4}}$

$\quad = \dfrac{1}{4} \lg \dfrac{250}{164}$

$\quad = \dfrac{1}{4} \lg 1.5244$

$$= \frac{1}{4} \times 0.1831$$

$$= 0.0458$$

$$r = anti\lg 0.0458$$

$$= 1.11$$

故各组剂量分别为：$a = 164mg/kg$；$ar = 182mg/kg$；$ar^2 = 203mg/kg$；$ar^3 = 225mg/kg$；$ar^4 = 250mg/kg$。

实验结果如表 6 - 5.

表 6 - 5　LD<sub>50</sub>测定结果记录表

| 组别 | 小白鼠（只） | 剂量（$D$）（mg/kg） | $\lg D = x$ | 死亡只数 | 死亡率（%） | $P$ |
|---|---|---|---|---|---|---|
| 1 | 16 | 250 | 2.3979 | 15 | 94.0 | 0.940 |
| 2 | 16 | 225 | 2.3522 | 13 | 81.3 | 0.813 |
| 3 | 16 | 203 | 2.3075 | 8 | 50.0 | 0.500 |
| 4 | 16 | 182 | 2.2601 | 5 | 31.3 | 0.313 |
| 5 | 16 | 164 | 2.2148 | 1 | 6.3 | 0.063 |

$P$ 总计（$\sum P$）$= 2.626$

计算半数致死量（改进寇氏法）：

$$LD_{50} = \lg^{-1} \left[ X_m - i \left( \sum P - 0.5 \right) \right] \quad (mg/kg) \tag{2}$$

式中 $X_m$ 为最大剂量的对数（$\lg 250 = 2.3979$）；$P$ 为各组动物的死亡率，以小数表示（如 80% 写作 0.8）；$\sum P$ 为各组动物死亡率的总和（$p_1 + p_2 + p_3 + p_4 + p_5 = 0.94 + 0.813 + 0.50 + 0.31 + 0.063 = 2.626$）；$i$ 为相邻两组剂量（$D$）对数值之差（高剂量为分子），或相邻两组剂量对数（$x$）之差，即 $\lg 250 - \lg 225 = 2.3979 - 2.3522 = 0.0457$。

将上列各数值代入式（2）进行计算：

$$LD_{50} = \lg^{-1} \left[ 2.3979 - 0.0457 \times \left( 2.626 - 0.5 \right) \right]$$

$$= \lg^{-1} \left[ 2.3979 - 0.0457 \times 2.126 \right]$$

$$= \lg^{-1} \left[ 2.3979 - 0.097 \right] = \lg^{-1} 2.3009$$

$$= 200 \quad (mg/kg)$$

进行以下实验，并将结果用改进寇氏法计算 $LD_{50}$：

取体重在 17~24g 左右的小鼠 50 只，随机分为 5 组，每组 10 只，按上表中的剂量分组给药。腹腔注入 2% 盐酸普鲁卡因，观察并记录死亡百分率。小鼠注射盐酸普鲁卡因后约 1~2min 出现不安症状，继而惊厥，然后转入抑制。最后有的小鼠死亡；不死者一般都在 15~20min 内恢复常态。故观察 30min 内的死亡率即可。实验结果列于表 6 - 6，并仿例题的计算方法代入式（2），求出 $LD_{50}$。

表 6-6 结果记录表

| 组别 | 小白鼠<br>（只） | 剂量（$D$）<br>（mg/kg） | $\lg D = x$ | 死亡只数 | 死亡率<br>（%） | $P$ |
|------|------|------|------|------|------|------|
| 1 | 10 | 250 | 2.3979 | | | |
| 2 | 10 | 225 | 2.3522 | | | |
| 3 | 10 | 203 | | | | |
| 4 | 10 | 182 | | | | |
| 5 | 10 | 164 | | | | |

$P$ 总计（$\sum P$）=

## （二）序贯法（上下法）计算 LD$_{50}$

本方法的优点是所用动物少。缺点是必须逐个动物进行实验；下一只动物用药剂量由上一只动物的反应情况所决定；实验时间较长。因此本方法不适于作用出现慢的药物。实验要预先按等比级数确定剂量。相邻两个剂量的对数之差在同一次实验中是固定的。如表6-7所示，实验先从大剂量开始，第一只动物用药后，如果发生死亡，在表中以"+"记录，下一只动物就降低一级剂量给药；如果动物存活，下一只动物就用高一级剂量，依此类推。最后一只动物，虽未进行实验，但在表格内仍占位置，以符号⊕表示。本方法所用动物数也应事先定好，一般情况 $n=10$ 即可获得满意的结果。表6-7是小鼠腹腔注射戊四氮的一次实验结果。

表 6-7 小鼠腹腔注射戊四氮的实验结果

| 剂量（$D$）<br>（mg/kg）<br>（$r=1.43$） | $\lg D$<br>（$x$） | 实验结果 | $S$ | $F$ | $r$ | $r \cdot x$ |
|------|------|------|------|------|------|------|
| 125 | 2.097 | + | 0 | 1 | 1 | 2.097 |
| 87.5 | 1.942 | ＋＋　＋＋ | 0 | 4 | 4 | 7.768 |
| 61.3 | 1.787 | －＋　－－⊕ | 3 | 1 | 5 | 8.936 |
| 42.9 | 1.632 | － | 1 | 0 | 1 | 1.632 |

$r$ 总计（$\sum r$）= 11，$C=20.433$

表中 $S$ 为存活（Safe）数；$F$ 为死亡（Fatal）数；$r$ 为剂量组动物数；$x$ 为 $\lg D$，即剂量的对数；$C=r \cdot x$；$n$ 为动物总数。

将上表中的实验数据代入式（3）计算 LD$_{50}$。

$$\mathrm{LD}_{50} = \lg^{-1}\left(\frac{\sum C}{\sum r}\right) \tag{3}$$

$$\mathrm{LD}_{50} = \lg^{-1}\left(\frac{20.433}{11}\right)$$

$$= \lg^{-1} 1.8573$$

$$= 71.99 \text{（mg/kg）}$$

（顾饶胜　刘　微）

## 实验三 磺胺血药浓度及血浆半衰期的测定

【实验目的】

掌握磺胺嘧啶钠（SD - Na）血药浓度测定方法；了解磺胺类药物在动物体内随时间变化的规律，并掌握药代动力学参数的计算方法。

【实验原理】

磺胺嘧啶钠在酸性环境下其苯环上的氨基（ $-NH_2$ ）离子化生成铵类化合物（ $-NH_3^+$ ），与亚硝酸钠发生重氮化反应生成重氮盐（ $-N\equiv N^+-$ ），该化合物在525 nm 波长下比色，其光密度与药物浓度成正比。

【实验材料】

（1）实验对象 家兔。

（2）实验器材 分光光度计、离心机、注射器、移液器、棉球、试管、磅秤、计算机。

（3）试剂和药品 20% SD - Na、0.1 mg/ml SD - Na 标准溶液、20% 三氯醋酸、0.5% 亚硝酸钠、0.5% 麝香草酚（用20% NaOH 配制）、1000 U/ml 肝素（用生理盐水配制）、蒸馏水、二甲苯。

【实验步骤】

（1）SD - Na 标准曲线的制备及回归方程的计算 按表6-8加量，测定标准曲线。

表6-8 制备SD-Na标准曲线试剂表（单位：ml）

| 药品 \ 剂量 | 试管 0 | 1 | 2 | 3 | 4 | 5 |
|---|---|---|---|---|---|---|
| 0.1mg/ml SD - Na 标准液 | / | 0.1 | 0.2 | 0.3 | 0.4 | 0.5 |
| 双蒸水 | 2 | 1.9 | 1.8 | 1.7 | 1.6 | 1.5 |
| 20% 三氯醋酸 | 1 | 1 | 1 | 1 | 1 | 1 |
| 摇匀 | | | | | | |
| 0.5% 亚硝酸钠 | 1 | 1 | 1 | 1 | 1 | 1 |
| 0.5% 麝香草酚 | 2 | 2 | 2 | 2 | 2 | 2 |
| 摇匀，测定 $OD_{525}$ | | | | | | |
| $x$ = SD - Na 含量（μg） | 0 | 10 | 20 | 30 | 40 | 50 |
| $y$ = $OD_{525}$ | | | | | | |

将以上各组 $x$ 和 $y$ 值代入计算机 Microsoft excel 中，通过直线回归，计算回归方程 $y = a + bx$。

以下为 Microsoft excel 中标准曲线制备和回归方程的计算示例：

①将各组 $x$ 和 $y$ 值输入工作表中，并对其做散点图；

②给散点图添加趋势线及回归方程；

③Microsoft excel 自动生成标准曲线及回归方程。

（2）SD－Na血药浓度的测定

①耳缘静脉注射1000U/ml肝素1ml/kg，并取血0.5ml作为空白对照。

②对侧耳缘静脉注射20%SD－Na 2ml/kg，并准确计时。

③分别于给药后5、10、15、20、30、60和90min自耳缘静脉（注射肝素侧）取血0.5ml。

④将血0.2ml与20%三氯醋酸2ml、蒸馏水3.8ml混匀，2500转/min，离心10min。

⑤取上清液3.0ml，先加0.5%亚硝酸钠1.0ml，再加0.5%麝香草酚2.0ml，混匀，于525nm波长处测定光密度值，将光密度值代入标准曲线方程计算SD－Na血药浓度（表6－9）。

表6－9 SD－Na血药浓度记录表

| 时间（$x$, min） | OD$_{525}$ | SD－Na含量（μg） | 血药浓度（$y$, μg/ml） |
|---|---|---|---|
| 5 | | | |
| 10 | | | |
| 15 | | | |
| 20 | | | |
| 30 | | | |
| 60 | | | |
| 90 | | | |

（3）药－时曲线及药代动力学参数的计算

①消除速率常数：$K$（min$^{-1}$）$= -2.303B$

②血浆半衰期：$t_{1/2}$（min）$= 0.693/K$

③初始浓度：$C_0$（mg/ml）$= \lg^{-1}A$

④表观分布容积：$V_d$（ml/kg）$= D_0/C_0$（$D_0$为给药剂量）

⑤消除率：$CL$（ml/min）$= K \cdot V_d$

⑥药－时曲线下面积：AUC（mg/min/ml）$= C_0/K$

（4）以上各计算过程亦可在Microsoft excel中完成，以下为操作示例：

①以时间X′（min）和SD－Na血浓（mg/ml）做散点图，并添加趋势线得药－时曲线；

②以时间X′（min）和SD－Na血浓的对数Y′做散点图，并添加趋势线（半对数药－时曲线），计算回归方程Y′＝A＋BX′，利用所求得A和B值，计算药动学参数。

【注意事项】

（1）准确记录采血时间。静脉不充盈可影响取血质量，故可采取涂抹二甲苯的方法刺激静脉使之充盈，以缩短采血持续时间。

（2）避免高浓度的SD－Na沾染采血侧兔耳而影响实验结果。实验者接触高浓度SD－Na后应清洗手再触摸兔耳取血；每次取血后，棉球、吸头应及时更换。

【思考题】

（1）一次静脉注射给药后的药-时曲线能反映哪些基本概念？

（2）血药浓度与药理作用的关系是什么？

（3）半衰期的意义是什么？

（顾饶胜　范红艳）

# 实验四　药物对家兔瞳孔的作用

## 【实验目的】

观察拟胆碱药、抗胆碱药及拟肾上腺素药对瞳孔的作用，并分析药物散瞳作用的原理。

## 【实验原理】

虹膜肌是由虹膜括约肌和辐射肌组成的，分别受胆碱能神经和肾上腺素能神经所支配，拟胆碱药、抗胆碱药及拟肾上腺素药均是通过虹膜肌影响瞳孔的大小。

## 【实验材料】

（1）实验对象　家兔。

（2）实验器材　兔固定箱、瞳孔尺或游标尺、手电筒。

（3）试剂和药品　1%硫酸阿托品溶液、1%硝酸毛果芸香碱溶液、1%新福林溶液、0.5%水杨酸毒扁豆碱溶液。

## 【实验步骤】

（1）取家兔2只，于适当强度的光线下，用游标尺测出两侧瞳孔的大小（单位为mm），同时检查瞳孔对光反射是否存在。

（2）分组给药　甲组家兔左眼滴1%硫酸阿托品，右眼滴1%硝酸毛果芸香碱；乙组家兔左眼滴1%新福林，右眼滴0.5%水杨酸毒扁豆碱。每种药物均滴入2滴。

（3）用药15min后，在同样强度的光线下，再次测两侧瞳孔大小和对光反射。

（4）如果观察到滴入1%硝酸毛果芸香碱及0.5%水杨酸毒扁豆碱的瞳孔缩小，则继续再滴入1%新福林，观察瞳孔大小及对光反射。

## 【注意事项】

（1）滴眼时，将下眼睑拉开，使其成杯状，并按住鼻泪管，滴入药物2滴，使其在眼睑内保留1min，然后将手放开，任其溢出。

（2）测量瞳孔时不能刺激角膜，否则会影响瞳孔大小。

（3）在各次测瞳孔时应保持外界条件一致，如光的强度及光源的角度等。

## 【思考题】

（1）阿托品和新福林散瞳原理有何不同？

（2）如以麻黄素或肾上腺素代替新福林，结果是否相同？

（顾饶胜　范红艳）

# 实验五　有机磷酸酯类中毒及解救

## 【实验目的】

通过观察有机磷酸酯类中毒的症状及血液胆碱酯酶抑制情况，加深对有机磷酸酯类中毒症状及中毒原理的认识，并根据阿托品和碘解磷定对其解救效果，分析和比较两类药解毒作用特点和原理。

## 【实验原理】

有机磷酸酯类是难逆性胆碱酯酶抑制剂，可以导致体内大量乙酰胆碱堆积，出现 M 样症状、N 样症状、中枢症状。阿托品是 M 受体阻断剂可以迅速缓解 M 样症状，但不能减轻 N 样症状；要缓解 N 样症状需用胆碱酯酶复活剂如碘解磷定。

## 【实验材料】

（1）实验对象　家兔。

（2）实验器材　注射器、加有草酸钾的试管、试管架、秒表、测瞳孔尺、刀片、玻片、干棉球、标准色板。

（3）试剂和药品　5% 精制敌百虫溶液、0.2% 硫酸阿托品溶液、2.5% 碘解磷定溶液。

## 【实验步骤】

（1）取家兔 2 只，称重并编为甲、乙号，观察下列指标：活动情况、呼吸（频率、深度、节律是否均匀）、瞳孔大小、心跳次数、唾液分泌、大小便、肌张力及有无肌震颤等，分别记录。

（2）将家兔分别固定于箱内，以白炽灯泡烤热耳壳使其血管充盈扩张。用刀片切割耳缘静脉（切口不宜过大、过深）使血液自然流出，滴入预先置有少量草酸钾结晶的试管内，立即轻轻摇匀，供测定血液胆碱酯酶活力之用。取血后切口用棉球按压止血。

（3）两只家兔分别由另一侧耳缘静脉注入 5% 敌百虫溶液 2ml/kg。注毕，记录时间，同时观察并记录上述各项指标的变化（如 20min 后尚未出现中毒症状，可追补 1/3 剂量）。中毒症状明显后，再按步骤（2）方法取血，供胆碱酯酶活力测定。

（4）立即给甲家兔静脉注射 0.2% 硫酸阿托品溶液 1ml/kg，给乙家兔静脉注射 2.5% 碘解磷定溶液 2ml/kg，每间隔 5min 再检查上述各项指标 1 次，观察比较两只家兔中毒症状消除的情况并分析两药解毒作用的特点。中毒症状明显减轻后，再次由耳静脉取血，测定血液胆碱酯酶活力。

（5）实验结束后，给甲、乙家兔分别注射碘解磷定与阿托品，以防家兔死亡。将实验结果记录在表 6 - 10 内。

表 6-10　家兔有机磷中毒观察结果记录表

| 观察项目 | 用药前 | 5%敌百虫 | 0.2%阿托品 | 2.5%解磷定 |
|---|---|---|---|---|
| 一般情况 | | | | |
| 瞳孔大小 | | | | |
| 唾液分泌情况 | | | | |
| 呼吸频率 | | | | |
| 大、小便情况 | | | | |
| 肌震颤 | | | | |

【思考题】

（1）有机磷中毒的机制是什么？可出现哪些症状？

（2）阿托品和碘解磷定的解毒机制各是什么？本实验解毒时为什么先注射阿托品，后注射碘解磷定？

（顾饶胜　范红艳）

# 实验六　药物抗惊厥作用

## 【实验目的】

观察苯巴比妥钠的抗惊厥作用。

## 【实验材料】

（1）实验对象　小鼠2只。

（2）实验器材　电子称、注射器、钟罩。

（3）试剂和药品　2.5%尼克刹米溶液、0.5%苯巴比妥钠溶液、生理盐水。

## 【实验步骤】

取小鼠2只，称重，标记。甲鼠腹腔注射0.5%苯巴比妥钠溶液10ml/kg，乙鼠腹腔注射生理盐水10ml/kg作对照。10min后，两只小鼠均给予2.5%尼克刹米溶液30ml/kg皮下注射，随即将它们置于钟罩（或大烧杯）内，观察两只小鼠有无惊厥发生（以后肢强直为惊厥指标），惊厥出现的速度及程度有何不同，结果填入表6－11。

表6－11　苯巴比妥钠抗惊厥作用实验结果记录表

| 小鼠 | 体重 | 药物及剂量 | 有无惊厥 | 惊厥表现 | | |
| --- | --- | --- | --- | --- | --- | --- |
| | | | | 发生时间 | 持续时间 | 结果 |
| 甲 | | | | | | |
| 乙 | | | | | | |

## 【注意事项】

本实验也可腹腔注射2%苯甲酸咖啡因溶液20ml/kg或皮下注射1%戊四氮溶液10ml/kg，引起惊厥。

## 【思考题】

（1）抗惊厥的药物还有哪些？机制有何不同？

（2）苯巴比妥钠作用及临床用途有哪些？

（顾饶胜　王艳春）

# 实验七 观察药物的镇痛作用

## （一）热板法

### 【实验目的】

观察吗啡或度冷丁的镇痛作用。了解热板法筛选新药或比较药物镇痛效价的方法。

### 【实验原理】

小鼠在一定的温度下（55℃±0.5℃）会出现如举前肢、舐前后足、踢后肢等动作，其中以舐后足动作比较恒定，可作为痛反应指标。

### 【实验材料】

（1）实验对象 小鼠，雌性，18～25g。

（2）实验器材 热板仪、天平、鼠笼、1ml注射器。

（3）试剂和药品 0.2%盐酸吗啡或0.2%度冷丁、生理盐水。

### 【实验步骤】

（1）将热板仪插上电源，调节热板仪的温度，使其控制在55℃±0.5℃，待温度恒定即可使用。热板的表面应保持清洁干燥。

（2）取1只小鼠放到热板上，同时计时，并观察小鼠动作，一般在5s后开始出现不适的表现：举前肢、舐前足、踢后肢等动作，以上指标均不作为痛阈指标，而以舐后足做为痛反应指标，该指标比较恒定。记录出现舐后足反应的时间，并立即取出小鼠。用此法筛选出痛阈在30s内的小鼠供实验用。

（3）将筛选出的小鼠称重，随机分为对照组、实验组，每组3只。

（4）按上述方法分别测出各组小鼠给药前痛阈值，然后分别给予不同处置：实验组腹腔注射0.2%盐酸吗啡（或0.2%度冷丁）10ml/kg，对照组腹腔注射等量生理盐水。

（5）于给药后15、30、45、60min分别测定小鼠痛阈值。对60s仍不出现舐后足反应的小鼠，应立即取出，痛阈值以60s计算。

（6）根据不同时间所测得的痛阈平均值计算痛阈提高百分率。计算公式如下：

痛阈提高百分率=（用药后平均痛阈值−用药前平均痛阈值）/用药前平均痛阈值×100%

（7）记录结果，并以时间为横座标，以痛阈提高百分率为纵座标，画曲线做图，以分析药物的作用强度、作用开始时间和作用维持时间。

（8）根据实验结果，选择给药后15（或30）min数据对实验组和对照组的痛阈值进行统计分析。

### 【注意事项】

（1）应考虑到实验环境如室温、光线、声音等的改变对动物反应时间测定的影响，室温恒定在15℃较好，室温如过低，则小鼠反应迟钝；过高则敏感，往往产生跳跃。

（2）应选雌性小鼠，避免雄性鼠遇热阴囊松弛与热板接触而影响实验。

### 【思考题】

（1）本实验为什么设立对照组？

（2）影响本实验准确性的主要因素有哪些？实验中怎样控制？

### （二）扭体法

**【实验目的】**

学习用腹腔注射刺激性化学物质引起扭体反应来筛选非麻醉性镇痛药的方法。

**【实验原理】**

小鼠腹腔注射刺激剂（如酒石酸锑钠、醋酸溶液等）可诱发疼痛，动物表现出特征性的躯体伸缩行为，称为扭体反应（表现为腹部内凹、躯干与后腿伸张、臀部抬高等）。将给药组与对照组相比，若使扭体反应发生率减少50%以上，可认为药物具有镇痛作用。

**【实验材料】**

（1）实验对象　小鼠，18～25g。

（2）实验器材　天平、鼠笼、注射器。

（3）试剂和药品　1%盐酸吗啡溶液、4%阿司匹林混悬液、0.6%醋酸溶液、生理盐水。

**【实验步骤】**

（1）取小鼠3只，编号、称重。

（2）甲鼠皮下注射0.1%盐酸吗啡，乙鼠灌胃4%阿司匹林，丙鼠灌胃生理盐水，给药剂量均为15 ml/kg。

（3）30min后，各鼠分别腹腔注射0.6%醋酸溶液10ml/kg，观察给药后5～15min内各鼠有无扭体反应出现。如有扭体反应出现应记录扭体次数并填写表6－12。

表6－12　扭体次数记录表

| 组别 | 药物 | 给药途径 | 扭体次数 |
|------|------|----------|----------|
| 甲 | | | |
| 乙 | | | |
| 丙 | | | |

**【注意事项】**

（1）本法有显著的种族和个体间差异。

（2）给药组比对照组减少扭体发生率50%以上时，才能认为药物具有镇痛效力。

**【思考题】**

（1）心源性哮喘能否用吗啡来治疗？为什么？

（2）阿司匹林与吗啡的镇痛作用机制有何不同？

（顾饶胜　王艳春）

# 实验八　钙镁拮抗实验

**【实验目的】**

观察硫酸镁和氯化钙的拮抗作用。

**【实验原理】**

钙离子和镁离子都是二价离子，可发挥相互拮抗的作用。

**【实验材料】**

（1）实验对象　家兔1只。

（2）实验器材　注射器、胃导管、小烧杯、棉球。

（3）试剂和药品：5%硫酸镁溶液、2.5%氯化钙溶液。

**【实验步骤】**

（1）取家兔1只，称重，观察正常活动情况。

（2）耳缘静脉缓慢注射硫酸镁175mg/kg。

（3）如家兔出现肌肉松弛不能站立、呼吸抑制等表现，立即静脉注射氯化钙50mg/kg，观察肌张力和呼吸变化。

**【注意事项】**

（1）兔耳缘静脉注射硫酸镁时，必须缓慢给药，于2~3min注射完毕，否则中毒严重难以解救。

（2）为解救及时，先将氯化钙抽在注射器内，同时暴露注射的静脉。

**【思考题】**

（1）不同的给药途径硫酸镁的作用有何不同？

（2）如果钙过量，能否再用硫酸镁解救？

（王艳春　顾饶胜）

# 实验九　抗炎实验

## （一）大鼠脚跖肿胀法

**【实验目的】**

观察地塞米松抑制渗出性炎症的作用，了解实验性炎症模型的复制方法。

**【实验原理】**

通过将鸡蛋清或1%鹿角菜注入大鼠后肢足跖皮下或踝部皮下，造成足跖或踝关节肿胀，再根据毛细管放大原理，将动物足跖容积在刻度吸管的高度中反映出来。据此可测定糖皮质激素的抗炎作用。

**【实验材料】**

（1）实验对象：大鼠。

（2）实验器材：容积测定装置、鼠笼、天平、1ml注射器、16号针头。

（3）试剂和药品：0.5%地塞米松磷酸钠溶液、生理盐水、新鲜鸡蛋清或1%鹿角菜。

**【实验步骤】**

（1）取体重近似的大鼠2只，称重、标记。以排水法测量两鼠左后足之正常容积（以ml表示）。

（2）甲鼠腹腔注射0.5%地塞米松磷酸钠溶液0.5ml/kg，乙鼠腹腔注射等容量生理盐水。

（3）30min后，由两鼠左后足掌腱膜下向踝关节周围注射新鲜鸡蛋清0.1ml或1%鹿角菜0.1ml。

（4）以后每隔30min测量两鼠左后足之容积，共测3次，以前后容积之差作为踝关节肿胀程度的指标。

（5）汇总实验室各小组实验结果并计算平均值，以关节肿胀容积（ml）为纵坐标，以时间（min）为横坐标，绘制坐标图。

**【思考题】**

地塞米松为什么能消除或减轻蛋清等所致的大鼠关节肿胀，临床有何用途？

## （二）鼠耳肿胀法

**【实验目的】**

通过氢化可的松对小鼠耳廓毛细血管通透性的影响，观察其抗炎作用，了解研究药物抗炎作用的方法。

**【实验材料】**

（1）实验对象　小鼠。

（2）实验器材　1ml注射器、钟罩、粗剪刀、8mm打孔器、扭力天平。

（3）试剂和药品　0.5%氢化可的松溶液、二甲苯。

**【实验步骤】**

（1）取体重25~30g雄性小鼠2只，用二甲苯0.05~0.1ml涂于动物左耳前后两面，30min 后于一鼠腹腔注射 0.5% 氢化可的松溶液 0.05~0.01ml，另一鼠腹腔注射等容量生理盐水。

（2）隔 2h 后将动物断颈处死，在每鼠的左右两耳相同部位分别用打孔器取一耳片进行称重，每鼠的左耳片重量减去右耳片重量即为肿胀程度。

（3）收集本实验室各组实验结果，进行统计学处理。

**【注意事项】**

（1）鼠耳廓炎症模型亦可用含 2% 巴豆油的 70% 乙醇溶液代替。

（2）涂抹致炎剂的部位应与取下的耳片相吻合。

（3）打孔器应锋利。

（王艳春　顾饶胜）

# 实验十　生殖药理实验

**【实验目的】**

（1）观察缩宫素对离体子宫活动的影响。

（2）了解动物离体子宫制备的操作方法。

**【实验原理】**

利用未孕动情期小鼠、大鼠或家兔离体子宫置于合适营养液环境中的自主张力活动，观察缩宫素对子宫平滑肌的作用。

**【实验材料】**

（1）实验对象　小白鼠或大白鼠或家兔。

（2）实验器材　手术器材、恒温浴槽、BL-420生物机能实验系统、张力传感器等。

（3）试剂和药品　5U/ml缩宫素、乐氏液。

**【实验步骤】**

1. 标本制备

取体重25g以上处于动情期的雌性小鼠（可于实验前2d ip己烯雌酚注射液0.1ml/只，促使其进入动情期），每组1只，脱颈椎处死后剪开腹腔，分离子宫；在子宫二角相连处下端剪断，取出子宫，置于有营养液的培养皿内，仔细剪除附着在子宫上的结缔组织和脂肪组织。然后将子宫二角相连处剪开，取一角，剪取2cm，一端用标本钩固定在浴槽底部，另一端用线结扎与传感器相连。浴槽的营养液以能浸没子宫为宜。水浴温度为37℃±0.5℃，静置15min，待子宫适应后，开始实验。

2. 实验装置的准备

（1）打开BL-420生物机能实验系统，从实验项目中选择"消化实验-消化道平滑肌的生理特性"。

（2）开始实验，将速度调节为8s/dir或16s/dir，记录正常曲线，张力调至0.5~1g（实验过程不要随意点击记录的红色圆点，否则会中断记录）。

3. 按下列顺序给药

（1）5U/ml缩宫素0.02ml（小剂量），观察子宫平滑肌节律性收缩。

（2）5U/ml缩宫素0.2ml（大剂量），观察子宫平滑肌强直性收缩。

4. 进行曲线分析

**【注意事项】**

（1）乐氏液要保持恒量，而且要注意浴槽的温度。

（2）换液后，待曲线平稳再加入下一种药物。

**【思考题】**

根据张力曲线，观察不同剂量的缩宫素对子宫收缩的作用，说明它们在临床上的应用。

（王艳春　顾饶胜）

# 实验十一　小鼠学习、记忆实验

在非临床有效性研究过程中，主要采用行为学实验研究药物对动物学习、记忆功能的影响。人和动物的内部心理过程是无法直接观察到的，只能根据可观察到的刺激反应来推测脑内发生的过程。对脑内记忆过程的研究只能从人类或动物学习或执行某项任务后间隔一定时间，测量他们的操作成绩或反应时间来衡量这些过程的编码形式、贮存量、保持时间和它们所依赖的条件等。学习、记忆实验方法的基础是条件反射，各种各样的方法均由此衍化出来。目前已经建立了大量的学习、记忆研究的行为学方法，各有优、缺点。现将常用的动物学习、记忆实验方法简述如下。

## 一、抑制性（被动）回避

在记忆研究中，一个最重要的动物模型就是抑制模仿活动或学习习惯。被动回避实验反映出动物学会去掉某种特定的行为而逃避某种讨厌的事情。

### （一）跳台实验

原理：在一个开阔的空间，动物大部分时间都在边缘与角落里活动。在方形空间中心设置一个高的平台，底部铺以铜栅，铜栅通电。当把动物放在平台上时，它几乎立即跳下平台，并向四周进行探索。如果动物跳下平台时受到电击，其正常反应是跳回平台以躲避伤害性刺激。多数动物可能再次或多次跳至铜栅上，受到电击后又迅速跳回平台。

观察指标：首次跳下平台的潜伏期、一定时间内受电击的次数（错误次数）、24h后受电击的动物数、第一次跳下平台的潜伏期和一定时间内的错误总数。

优、缺点：简便易行，根据实验设备的不同，一次可同时实验多只动物，可实现组间平行操作。既可观察药物对记忆过程的影响，也可观察对学习的影响。有较高的敏感性，尤适合于药物初筛。缺点是动物的回避性反应差异较大，因此需要检测大量的动物。如需减少差异或少用动物，可对动物进行预选或按学习成绩好坏分档次进行实验。

### （二）避暗实验

原理：利用小鼠或大鼠具有趋暗避明的习性设计装置，一半是暗室，一半是明室，中间有一个小洞相连，暗室底部铺有通电的铜栅，动物进入暗室即受到电击。

观察指标：首次受电击的潜伏期、24h后进入暗室的动物数、潜伏期、一定时间内受电击的次数。

优、缺点：简便易行。根据需要设计反应箱的多少，同时训练多个动物，可实现组间平行操作。以潜伏期作为指标，动物间的差异小于跳台法。对记忆过程特别是对记忆再现有较高的敏感性。缺点是动物的回避性反应差异较大，因此需要检测大量的动物。如需减少差异或少用动物，可对动物进行预选或按学习成绩好坏分档次进行实验。

### （三）两室实验

原理：啮齿类动物在一个开阔的领域，喜欢进入墙壁内的任一凹陷处并藏在那里。

将它们放在一个大盒子里，盒子通过一个小口与一个小暗室相连，动物可以迅速发现暗室的入口并进入到暗室中，然后它大部分时间都呆在暗室中。记录动物呆在明室和暗室中的时间，第一次进入到暗室所需的时间（潜伏期），并将动物从一个室进入到另一个室的次数作为一个辅助指标。

观察指标：动物在大室与小室内的时间。

优、缺点：简便易行，适用于初筛药物。缺点是动物的回避性反应差异较大，因此需要检测大量的动物。

### （四）向上回避实验

原理：许多种动物都具有向上性，即将动物放在倾斜的表面时，动物有向高处定向移动的趋势。当把大鼠或小鼠头朝下放在斜板上，它们一定会转过头，迅速地向上爬。

观察指标：潜伏期。

优、缺点：向上回避实验为现有的抑制性（被动）回避方法提供了一个有用的补充形式。它最大的优点是可以用于药物或手术导致的感觉－运动协调能力减弱的动物，而其他的抑制性（被动）回避方法对这些动物可能都不适合。

## 二、主动回避实验

主动回避学习是一种基本的行为现象。在行为学仪器的作用下，动物通过对厌恶刺激前的条件刺激做出适当的反应，从而学会控制非条件刺激的应用。回避学习的第一步通常是逃避，由此成为终止非条件刺激的一个反应。主动回避实验反映了动物的非陈述性记忆的能力。

### （一）跑道回避

原理：在简单的回避环境条件中，加有特征性的使动物逃避危害的难度。直接的回避环境为一个固定的可以穿过的斜坡。动物在规定的时间内到达安全区以后，就可以避免受到电刺激。

观察指标：动物在第一天训练和第二天测试的两天中到达安全区域所需要的时间，及错误次数（未能到达安全区）。

优、缺点：简单易行，但动物的反应差异性较大，只能用于初筛实验。

### （二）穿梭箱回避实验（双路穿梭箱）

原理：与跑道回避相比，穿梭箱回避（双路穿梭箱）更加困难。由于在实验期间实验者不必触摸动物，因此穿梭箱更容易自动控制。

观察指标：动物在第一天训练和第二天测试的两天中到达安全区域所需要的时间，及错误次数（未能到达安全区）。

优、缺点：优点是在实验期间实验者不必触摸动物，因此穿梭箱更容易自动控制，从动物的反应次数也能了解动物处于兴奋或抑制状态。缺点是由于缺乏永久的安全区、单一的仪器反应，因而逃避程度具有变化性并有过多的情绪因素。

### （三）爬杆法

该装置由一根竖着的木杆和电栅底板组成。电击为非条件刺激，某种信号为条件刺激，动物在电栅底受到电击一定时间内爬杆为逃避反应，给以条件刺激未受到电击前即行爬杆为主动回避反应，此法适用于大鼠或小鼠。

### 三、辨识学习

在以上所述的实验方法中，动物对于刺激条件无法选择，它们只能有一种条件刺激。以下介绍的方法描述了用于辨识不同刺激形式的特殊技术。这些实验既可以称为同时辨识模式，也可以称为连续辨识模式。

#### （一）T 型迷宫实验

原理：最简单的辨识学习是动物对两个对称刺激的区别，刺激强度不同可以引起对称刺激结果的不同。T 型迷宫实验的方式很多。

观察指标：动物完成实验所需的时间、每次探索和前一次不同臂的比例。

优、缺点：优点是 T 型迷宫未提供奖惩条件，完全是利用动物探索的天性，因此能最大程度的减少影响实验结果的混杂因素。缺点是啮齿动物有天生的偏侧优势，即动物在 T 型迷宫中更偏向于一侧走（左边或右边），而且这种现象存在种系差异及性别差异。由于动物每次转换探索方向时都需要记住前一次探索过的方向，因此 T 型迷宫实验能很好的测验动物的工作记忆，从而测定动物的空间记忆能力。和 T 型迷宫类似的还有 Y 型迷宫，其实验的设计原理及实验方案和 T 型迷宫都十分相似，只是把迷宫的形状由 T 型换成 Y 型。

#### （二）Barnes 迷宫实验

原理：动物利用提供的视觉参考物，有效确定躲避场所的部位。Barnes 迷宫由一个圆形平台构成，在平台的周边，布满了很多穿透平台的小洞。平台的直径、厚度以及洞口宽度根据实验动物不同而不同。洞口数目由实验者习惯而定，一般为 10 到 30 个。在其中一个洞的底部放置有一个盒子，作为实验动物的躲避场所；其他洞的底部是空的，实验动物无法进入其中。实验场所和其他迷宫实验场所类似，要求能给实验动物提供视觉参考物。实验方案根据实验者的习惯以及实验要求而定，每次训练后都用 70% 的酒精进行清洗，并变换正确的洞口，但洞口的空间位置不变，以防止动物通过嗅觉而找到洞口。Barnes 迷宫一般采用强光、噪声以及风吹等刺激作为实验动物进入躲避洞口的动机。

观察指标：测定动物对于目标的空间记忆能力。实验时把实验动物放置在高台的中央，记录实验动物找到正确洞口的时间以及进入错误洞口的次数，以反映动物的空间参考记忆能力。也可以通过记录动物重复进入错误洞口的次数来测量动物的工作记忆。

优点：不需要食物剥夺和足底电击，因此对动物的应激较小。对于动物的体力要求很小，能最低限度的减少体力因素对实验结果的影响。实验所需时间较短，整个实验可在 7～17d 内完成。能防止动物凭借气味来完成实验。

#### （三）放射状迷宫实验

原理：大鼠利用房间内远侧线索所提供的信息，可以有效地确定放置食物的部位。放射状臂形迷宫可用于大鼠空间参照记忆和工作记忆的研究。参照记忆过程中，信息在许多期间（天）内都是有用的，并且通常在整个实验期间都是需要的。而工作记忆过程与参照记忆过程不同，它只有一个主要但暂时的信息，由于迷宫内所提供的信息（臂内诱饵）仅对一个实验期间有用，而对后续实验无用，大鼠必须记住在延迟间隔期内（分钟到小时）的信息。在臂形迷宫中做出正确选择以食物作为奖赏。

优、缺点：适合于测量动物的工作记忆和空间参考记忆，并且其重复测量的稳定性较好。但有些药物（苯丙胺），可以影响下丘脑功能或造成食欲缺乏，影响迷宫中所采用的食欲动机，因此动物就不能很好的完成迷宫实验。

### （四）Morris 水迷宫实验

原理：一种小鼠、大鼠能够学会在水箱内游泳并找到藏在水下逃避平台的实验方法。由于没有任何可接近的线索以标志平台的位置，所以动物的有效定位能力需应用水箱外的结构作为线索。迷宫由圆形水池、自动摄像及分析系统两部分组成，图像自动采集和处理系统主要由摄像机、计算机、图像监视器组成，动物入水后启动监测装置，记录动物运动轨迹，实验完毕自动分析相关参数。

检测指标：实验程序包括：①定位航行实验（place navigation test），用于测量小鼠对水迷宫学习和记忆的获取能力。实验历时 4d，上、下午各训练 1 次，共计 8 次。实验观察并记录小鼠寻找并爬上平台的路线图及所需时间，即记录其潜伏期和游泳速度。②空间搜索实验（spatial probe test），用于测量学会寻找平台后，对平台空间位置记忆的保持能力。定位航行实验结束后，撤去平台，从同一个入水点放入水中，测其第一次到达原平台位置的时间、穿越原平台的次数。

优、缺点：Morris 水迷宫是目前世界公认的较为客观的学习、记忆功能评价方法。利用 Morris 水迷宫检测空间记忆、学习能力。水迷宫与放射臂状迷宫相比较的主要优越性在于：①在水迷宫中，动物训练所需的时间较短（1 周），而臂形迷宫则需要几周的训练时间；②迷宫内的线索，例如气味可以被消除掉；③大的剂量 – 效应研究可以在 1 周内进行；④可以利用计算机建立图像自动采集和分析系统，这就能根据所采集的数据，制成相应的直方图和运行轨迹图，便于研究者对实验结果做进一步分析和讨论，用来研究有关大鼠运动或动机问题；⑤动物在实验中可以不禁食。从理论上讲，水迷宫实验是一个厌恶驱动的实验，而臂形迷宫实验是食欲驱动的实验。

（王艳春　顾饶胜）

# 第七章

# 机能学整合实验

## 实验一 家兔呼吸运动调节、膈肌放电及呼吸衰竭

**【实验目的】**

（1）观察各种刺激及神经、体液因素对呼吸运动的影响及膈肌群集性放电发生的变化，讨论其机制。

（2）复制油酸性肺水肿动物模型，探讨其发生机制。

**【实验原理】**

呼吸运动是呼吸中枢节律活动的反应。呼吸中枢通过传出神经（膈神经和肋间神经）支配呼吸肌运动。吸气时引起相应的呼吸肌收缩，胸廓扩张，肺内压降低，肺泡扩张，产生主动吸气；平静呼气时，膈肌和肋间外肌舒张，肺依靠本身的回缩力量复位，并牵引胸廓缩小，恢复其吸气开始时的位置，产生呼气。呼吸运动能够维持其节律性，并能适应机体代谢的变化，是由于体内存在完善的调节机制。在呼吸运动时，膈肌的电活动能反映呼吸中枢的活动，膈肌放电的节律性与呼吸的节律性是一致的。本实验通过给予家兔不同的刺激如二氧化碳吸入增多、缺氧、气管狭窄、窒息、气胸等，观察各种因素对呼吸运动及膈肌放电的影响。

油酸所致急性肺损伤主要是通过趋化因子使中性粒细胞与巨噬细胞在肺内聚集、激活，释放大量氧自由基、蛋白酶和炎性介质等，使肺泡－毛细血管膜通透性增高，引起肺泡通气与其毛细血管灌流量比例失调及肺泡－毛细血管膜的弥散障碍，导致换气功能障碍而引起呼吸衰竭。本实验通过复制油酸性肺水肿动物模型，观察肺水肿时家兔呼吸的深度及频率变化，探讨油酸性呼吸衰竭的发病机制。

**【实验材料】**

（1）实验对象 家兔（约2.5kg）。

（2）实验器材 BL－420生物机能实验系统、压力换能器、呼吸流量换能

器、哺乳动物手术器械 1 套、气管插管、$CO_2$ 气囊、膈肌放电引导电极、兔手术台、体重秤、水检压计、天平、50cm 长橡皮管。

（3）试剂和药品　20% 乌拉坦、钠石灰、油酸、生理盐水。

**【实验步骤】**

（1）动物称重，以 20% 乌拉坦 5ml/kg 耳缘静脉注射，麻醉后固定。

（2）颈部手术，气管插管（见动物实验的常用手术方法）。

（3）手术暴露胸骨剑突，将两个引导电极分别插入剑突处的膈肌上，再与 BL-420 生物机能实验系统相连，观察膈肌放电。同时气管插管与呼吸流量换能器连接，记录呼吸运动曲线。

（4）观察项目

①描记正常呼吸运动曲线　分清吸气相与呼气相；记录膈肌放电的形式；并观察呼吸运动与膈肌放电之间的关系；用充有 1% 肝素的注射器经股动脉采血（血气分析仪取血 2ml，比色法取血 3ml，以下均同），采血后迅速套上带软木塞的针头做血气分析。

②$CO_2$ 对呼吸运动的影响　气管插管的侧管与 $CO_2$ 气囊相通，使兔吸入 $CO_2$，观察并记录呼吸运动变化以及膈肌放电的波形。

③缺氧对呼吸运动的影响　气管插管的侧管与钠石灰瓶相通，使家兔呼吸此瓶中的空气，动物呼出的 $CO_2$ 可被钠石灰吸收，随呼吸的进行，瓶中的氧气明显减少，观察呼吸运动的变化；股动脉采血进行血气分析。

④增大无效腔对呼吸运动的影响　把长度为 50cm 的橡皮管连接在气管插管的侧管上，观察呼吸运动与膈肌放电的变化；股动脉采血进行血气分析。

⑤气管狭窄对呼吸运动的影响　用止血钳夹闭与气管相连的橡皮管的口径约1/3，观察呼吸运动的变化；股动脉采血进行血气分析。

⑥窒息对呼吸运动的影响　迅速将气管插管的侧管完全夹闭（小于 15s），待呼吸运动曲线明显变化后做标记并立即松开；股动脉采血进行血气分析。

⑦血中酸性物质增多对呼吸运动的影响　用 5ml 注射器自耳缘静脉快速注入 3% 乳酸溶液 2ml，观察呼吸运动与膈肌放电的变化。

⑧尼可刹米对呼吸运动的影响　由耳缘静脉注射尼可刹米 50mg/kg，观察呼吸运动及膈肌放电的变化。

⑨复制闭合性气胸模型　剪净右侧腋部兔毛，于右侧腋前线四、五肋间将连接水检压计的注射针头沿肋骨上缘垂直刺入胸膜腔，深度以水检压计液面随呼吸明显波动为宜。固定针头，再向胸腔内注入 50~80ml 空气，观察呼吸曲线变化。当呼吸曲线变平时，立即回抽胸膜腔内空气以恢复原来的胸膜腔负压，以曲线恢复正常为准。

⑩复制肺水肿模型

a. 耳缘静脉注射油酸 0.2ml/kg，30min 后追加 0.2ml。

b. 观察家兔呼吸及一般情况改变。气管内涌出粉红色泡沫样液体，呼吸曲线变得明显浅、频，均提示肺水肿已经形成，记录此时间。

c. 切断双侧迷走神经，观察肺水肿家兔呼吸的深度及频率变化。

d. 处死家兔。

e. 结扎肺门，取两肺，称重，测肺系数，即肺湿重（g）/体重（kg），与正常组比较。

肺系数正常值：白兔 4.21 ±0.50；灰兔 4.25 ±0.62；杂色兔 4.15 ±0.49。

**【注意事项】**

（1）气管插管前务必将气管内清理干净。

（2）调节基础呼吸时应先调增益至最大，后调气管插管之侧管。

（3）分离膈肌时勿将膈肌刺穿，以免形成气胸。

（4）各项观察项目之间要有时间间隔，待曲线恢复正常再继续实验。

（5）离体肺脏时，勿用力挤压肺组织，以免水肿液流出，影响肺系数结果。

**【思考题】**

（1）分述各项因素的改变对呼吸运动有何影响，其机制如何？

（2）说明膈肌放电与呼吸运动的关系。

（3）根据实验所得数据，简述油酸性呼吸衰竭的发病机制。

（沈　楠　王艳春）

# 实验二 家兔动脉血压的调节、失血性休克及其治疗

## 【实验目的】

（1）通过描记哺乳动物动脉血压的变化，观察神经、体液因素对血压和微循环的影响。

（2）通过复制失血性休克的动物模型，观察休克发生、发展过程中血压和微循环血流等的变化，以加深对"休克发病的关键不在于血压，而在于血流"的理解。

（3）通过设计抢救方案，加深对休克防治原则及所用药物药理作用的理解。

## 【实验原理】

动脉血压的高低主要取决于心输出量和外周血管阻力，因此，凡能影响心输出量和外周血管阻力的一切因素均能影响动脉血压。生理状态下，心血管的活动受神经、体液的调节。神经调节主要通过各种心血管反射来实现，其中较重要的是减压反射。体液调节因素中较为重要的是肾上腺素、去甲肾上腺素，通过与心肌、血管平滑肌上的相应受体结合而发挥作用。

血液大量丢失使血容量减少、心输出量降低、血压下降，引起交感神经兴奋，血管收缩、外周阻力增加和组织器官血液灌流量减少。微循环可出现小血管收缩，血流速度减慢，真毛细血管关闭等改变。当长时间缺血、缺氧后，可由于微循环局部代谢产物蓄积、发生酸中毒及细胞因子释放，出现微血管扩张、红细胞聚集、白细胞嵌塞、毛细血管、微血管血流停止等变化。

迅速补足以至扩充血容量是抗休克的基本疗法，针对不同情况配合使用缩血管或扩血管药物，可达到相辅相成的作用。

## 【实验器材】

（1）实验对象 家兔（约2.5kg）。

（2）实验器材 BL－420生物机能实验系统、压力换能器、哺乳动物手术器械1套、气管插管、BI－2000图像分析系统、动脉插管、股动脉插管、兔台、体重秤、注射器。

（3）试剂和药品 20%乌拉坦、生理盐水、1.4% $NaHCO_3$、1%肝素、肾上腺素、去甲肾上腺素、654－2或阿托品。

## 【实验步骤】

1. 动物准备

（1）动物称重，耳缘静脉注射20%乌拉坦（5ml/kg），麻醉后固定于兔手术台上。

（2）颈部气管插管，分离两侧迷走神经、减压神经及颈总动脉。

（3）股部手术，分离股动脉后穿线备用。

（4）耳缘静脉注射1%肝素（1ml/kg），每隔1h注射1ml保持全身血液肝素化。

（5）左侧颈总动脉插管。

（6）股动脉插管。

2. 仪器准备

压力换能器固定于铁支架上，使换能器位置与家兔心脏在同一水平，将换能器输入端连于 BL-420 生物机能实验系统的 1 通道上，将刺激器输出导线与刺激电极相连接。进入 BL-420 生物机能实验系统的主界面，选择"实验项目"→"循环实验"→"动脉血压调节"实验模块，调节实验参数，进行实验观测。

血压曲线可以看到三级波：

一级波（心搏波）：随心脏收缩和舒张出现的血压波动，与心率一致，记录心率（次/min）。

二级波（呼吸波）：伴随呼吸运动的血压波动，故与呼吸节律（次/min）一致。

三级波（心血管中枢的紧张性活动波）：可能是由于血管运动中枢紧张性的周期性变化所致。

3. 神经、体液对血压的影响

（1）观察正常血压曲线。

（2）用动脉夹夹闭右侧颈总动脉（10s），观察血压有何变化。

（3）持备用线提起右侧减压神经，将其搭在刺激电极上，启动连续刺激减压神经，观察血压的变化。双重结扎减压神经并剪断中间，分别刺激减压神经的中枢端和外周端，观察血压的变化。

（4）持备用线提起右侧迷走神经，将其搭在刺激电极上，刺激迷走神经，观察血压的变化。

（5）耳缘静脉注射 1:10000 去甲肾上腺素 0.3ml，观察血压有何变化。

4. 组织微循环血流观察

在左腹直肌旁做 6cm 纵行切口，钝性分离肌肉，打开腹腔后，将卵圆孔外科肠钳伸入左下腹侧（紧贴前腹壁），所钳出的那段小肠袢通常是阑尾末端上 8～12cm 处的回肠袢，将其轻轻从腹腔拉出、平铺并固定于恒温微循环灌流盒内，以 38℃ 生理盐水灌流，用显微镜观察家兔小肠系膜微循环变化。首先在镜下区分微动脉与微静脉，静脉内血色较暗。然后，连续观察毛细血管血流速度、血流量改变。

5. 复制失血性休克动物模型，观察血压和微循环血流的变化

（1）少量放血 颈总动脉放血量约为全血量的 1/10（全血量按体重的 8% 计算，或 70ml/kg），观察血压和微循环的变化。放出的血液以注射器（抗凝）收集，以备抢救时用。

（2）大量放血 放血量约为全血量的 1/5～1/4，放血时间为 3～5min（切勿过快），放血过程可见血压开始迅速下降，以后又略有上升。待血压（平均动脉压）稳定在 30～40mmHg 后，夹住动脉夹停止放血。如果血压回升，可再放血，待血压低于 30mmHg，可将放出的血立即输回若干，使整个观察期内血压始终维持在 30～40mmHg 水平，即失血性休克状态。

（3）大量放血后，毛细血管内径在 10min 后开始缩小，30min 后缩小至最低点。当平均动脉压为 45mmHg±2mmHg 时，10μm 以下毛细血管血流速度和血流量随时间延长而逐渐下降，60min 后部分微血管内可见白细胞附壁翻滚。

6. 实验性抢救

根据失血性休克的病理生理变化，按休克发病学的防治原则进行纠酸、扩容、应用血管活性药物及防治细胞损伤等治疗，自行设计抢救方案，观察并比较各项救治措施后血压和微循环的变化。

（1）输入 5% 葡萄糖生理盐水（输液量根据失血量自行确定），建立耳缘静脉通路。

（2）血液回输　失血量 +10ml/kg 生理盐水和 1.4% $NaHCO_3$ 以 2∶1 混合，与回收血由颈总动脉加压推入，观察血压和微循环变化。

（3）去甲肾上腺素　0.5mg 去甲肾上腺素溶于 25ml 生理盐水中，静脉滴注（30min 完成），与放血前的收缩压进行比较。

（4）654－2　2mg 654－2 溶于 25ml 生理盐水中，静脉滴注（30min 完成），观察血压及微循环的变化。

（5）待抢救恢复后，结扎右侧迷走神经，在结扎处远心端剪断迷走神经，观察血压有何变化。刺激右侧迷走神经外周端，观察血压有何变化。

（6）耳缘静脉注射空气处死动物。

【注意事项】

（1）保护耳缘静脉，注射时应从耳尖部进针，如不成功，再向耳根部移位。

（2）实验过程中，均需保持动脉插管与血管平行，以免刺破血管。

（3）本实验手术操作多，应尽量减少手术性出血和休克。如失血过多时可先由颈外静脉或耳缘静脉输液。

（4）计算机参数调整后，不再变动。

（5）牵拉肠系要轻，以免引起创伤性休克及出血。

【思考题】

（1）讨论实验步骤 3（2）、（3）、（4）、（5）所见结果的发生机制。

（2）讨论实验动物失血前、后各项指标变化的机制，说明失血性休克发生的依据。

（3）根据实验结果能否完全阐明关于休克发生机制的现代理论？为什么？

（4）抗休克药的作用机制是什么？

（沈　楠　王艳春）

# 实验三 肝性脑病及其治疗

**【实验目的】**

（1）学习复制急性肝功能不全的动物模型。

（2）通过实验结果分析肝性脑病的发病机制。

（3）经谷氨酸钠治疗，观察临床症状的改变并分析药物的作用机制。

**【实验原理】**

肝性脑病是继发于严重肝脏疾病的神经、精神综合征。其发病机制，至今尚未完全阐明。目前多数学者主张，肝脏疾患导致脑细胞的代谢和功能障碍，主要是由于从肠道吸收的多种蛋白质代谢终末产物不能被生物转化而蓄积于体内引起的，其中氨中毒学说受到重视。生理状态下，血氨的来源与清除保持动态平衡，而氨在肝中合成尿素是维持此平衡的关键。病理状态下，肝功能严重受损使肝内尿素合成障碍；慢性肝硬化引起门脉高压使肠道内氨生成过多；或经侧枝循环直接进入体循环，均可导致血氨升高。增高的血氨通过血脑屏障进入脑组织，从而引起脑功能障碍。本实验行肝叶大部分切除，使肝解毒功能急剧降低，在此基础上经十二指肠灌注氯化铵溶液，使家兔血氨迅速升高，出现震颤、抽搐、昏迷等类似肝性脑病症状，通过与对照组家兔比较，证明氨在肝性脑病发病机制中的重要作用。肝性脑病时，脑内兴奋性递质减少，引起患者神经、精神异常，当给予谷氨酸钠后，脑内兴奋性递质增加，临床症状改善。

**【实验材料】**

（1）实验对象 家兔3只。

（2）实验器材 手术器械1套、婴儿秤、兔台、5ml、20ml、50ml注射器及针头、细导尿管、纱布、粗棉线、细丝线。

（3）试剂和药品 1%普鲁卡因、生理盐水、2.5%复方氯化铵溶液、2.5%复方谷氨酸钠溶液。

**【实验步骤】**

1. 实验组家兔甲（肝叶大部切除 + 肠腔注入复方氯化铵溶液 + 治疗）

（1）取家兔1只称重，固定于兔手术台上，在上腹正中用1%普鲁卡因局部麻醉。

（2）肝叶大部分切除术 从胸骨剑突下沿上腹正中线行长约6~8cm的切口，打开腹腔，暴露肝脏，左手向下轻压肝，剪断肝与横膈之间的镰状韧带，再将肝叶上翻，钝性分离肝胃韧带，使肝叶完全游离。辨别肝各叶，用粗棉线结扎肝左外叶、左中叶、右中叶和方形叶的根部，阻断血流，结扎的肝叶迅速变为暗褐色，从结扎上方逐叶剪除（仅留下右外叶和尾状叶）。

（3）十二指肠插管 沿胃幽门向下找到十二指肠，提出腹腔，用眼科剪在肠壁做一个小切口，将细导尿管向下插入肠腔5cm，做荷包缝合固定，将肠管放回腹腔，确定腹内无出血，关闭腹腔。

（4）观察家兔的一般状况、角膜反射、对刺激的反应、肌张力、呼吸等。

（5）每隔5min向十二指肠插管中注入2.5%复方氯化铵溶液5ml，观察并记录各项指标的变化，直至出现全身性抽搐发作为止，记录从给药到抽搐所用的时间和复方氯化铵溶液总量，并计算每千克体重的用量。

（6）自耳缘静脉缓慢注入复方谷氨酸钠溶液 30ml/kg，观察并记录治疗后症状有无缓解。

2. 对照组家兔

家兔乙（肝叶假切除＋肠腔注入复方氯化铵溶液） 另取 1 只家兔，除肝叶不结扎、切除外，其余操作同实验组家兔甲。

家兔丙（肝叶大部分切除＋肠腔注入生理盐水） 再取 1 只家兔称重后，在局麻下做肝叶大部分切除术及十二指肠插管，术后每隔 5min，向十二指肠注入生理盐水5ml，并与以上两只家兔进行比较。

实验结果填入表 7 – 1。

表 7 – 1  家兔肝性脑病实验结果记录表

| 观察项目 | 实验组家兔甲 | 对照组家兔乙 | 对照组家兔丙 |
| --- | --- | --- | --- |
| 一般状况 | | | |
| 呼吸 | | | |
| 角膜反射 | | | |
| 对刺激反应 | | | |
| 出现抽搐时间 | | | |
| 所用药总量 | | | |

【注意事项】

（1）游离肝小叶时，动作应轻柔，以免损伤肝小叶。结扎线应置于肝叶根部，避免损伤肝被膜。

（2）剪镰状韧带时，勿刺破横膈，剥离肝胃韧带时，勿损伤血管。

（3）药物在实验前配制，以免药效减退。

（4）动物未做全身麻醉，有时会挣扎，要与氨中毒所引起的强直性痉挛相鉴别。

【思考题】

（1）氯化铵溶液引起肝性脑病的机制是什么？

（2）临床上肝功能不全导致血氨升高的主要原因和机制是什么？

（3）谷氨酸钠治疗肝性脑病的药理学基础是什么？

（4）在肝性脑病治疗中，可有效治疗或缓解氨中毒的措施有哪些？

（沈 楠 王艳春）

# 实验四　理化因子及药物对消化道平滑肌生理特性的影响

【实验目的】

（1）学习哺乳动物离体器官的灌流方法。

（2）观察消化道平滑肌的一般生理特性及影响因素。

【实验原理】

小肠离体后，置于适宜的环境中，仍能进行节律性活动，并对环境变化做出反应。消化道平滑肌具有自动节律性、伸展性、收缩性，对化学物质、温度变化及牵张刺激较敏感。

【实验材料】

（1）实验对象：家兔。

（2）实验器材：恒温平滑肌槽、BL－420生物机能实验系统、张力换能器、气泵、温度计、烧杯。

（3）试剂和药品：台氏液、肾上腺素（1∶10000）、乙酰胆碱（1∶10000）、匹罗卡品（1∶1000）、1mol/L NaOH、1mol/L HCl、1% $BaCl_2$。

【实验步骤】

1. 实验装置的准备

（1）恒温平滑肌槽　提前30min打开恒温平滑肌槽的开关（先放入蒸馏水和台氏液），调节温度和气泡量（气泡从通气管前端呈单个逸出）。

（2）描记装置　通过张力换能器将信号输入实验系统的通道1。

进入BL－420生物机能实验系统主界面，选择"实验项目"→"消化系统实验"→"消化道平滑肌生理特性"选项。

2. 离体小肠标本的制备

用木槌猛击兔头枕部使其昏迷，剖开腹腔，找出胃幽门与十二指肠交界处，由此取20～30cm长的肠管。先将与该肠管相连的肠系膜沿肠缘剪去，再将拟取肠管两端分别用线结扎，于结扎两端内侧剪断，取出肠段，置于台氏液中轻轻漂洗，当肠内容物基本洗净之后，将肠管分成数段，每段长2～3cm，两端各系一条线，保存于供氧的38℃的台氏液中。

3. 标本安装

取一段肠管后，一端固定于通气管钩上，另一端固定在张力换能器的悬梁臂上，此连线必须垂直，不得与平滑肌槽管壁和通气管接触，以免磨擦影响记录。

4. 实验观察项目

（1）正常小肠运动曲线　观察离体小肠平滑肌收缩的节律、波形和幅度。注意：收缩曲线的基线代表小肠平滑肌的紧张性，实验过程中切勿随意移动该基线。

（2）温度改变的影响

①降温：将浴槽内38℃台氏液全部换为25℃台氏液，观察平滑肌收缩有何改变，

当效应明显后再换入38℃台氏液使其恢复正常。

②升温：将浴槽内38℃台氏液全部换为42℃台氏液，观察平滑肌收缩有何改变，当效应明显后再换入38℃台氏液使其恢复正常。

以上两项亦可根据室温的具体情况选做其中的一项。

（3）乙酰胆碱的作用　用滴管向灌流浴槽内加入1～2滴乙酰胆碱（1:10000）。观察到明显效应后，立即打开排水管放出浴槽内含乙酰胆碱的台氏液，换为新鲜的台氏液，如此反复数次，以洗涤或稀释残留的乙酰胆碱，使之达到无效浓度，待小肠运动恢复正常后，进行下一项（以下实验项目的换液方法相同，不再赘述）。

（4）肾上腺素的作用　按上述方法将肾上腺素（1:10000）1～2滴加入浴槽内，观察小肠运动的反应。当效应明显后，立即更换台氏液。

（5）匹罗卡品的作用　将匹罗卡品（1:1000）2滴加入灌流浴槽内，观察小肠平滑肌的反应，当效应明显后，更换台氏液。

（6）氯化钡的作用　将1% $BaCl_2$ 2～3滴加入灌流浴槽内，观察小肠平滑肌的反应，当效应明显后，更换台氏液。

（7）盐酸的作用　将2滴1 mol/L HCl 溶液加入浴槽内，观察小肠平滑肌的反应，当效应明显后，更换台氏液。

（8）氢氧化钠的作用　将2滴1 mol/L NaOH 溶液加入浴槽内，观察小肠平滑肌的反应。

**【注意事项】**

（1）实验过程中，必须保证标本的供氧及浴槽内台氏液温度恒定（38℃）。

（2）灌流浴槽内的液面高度应保持相对恒定。

（3）上述各药液剂量均为参考数据，效果不明显者可以适当调整。

（4）每次实验效果明显后，立即放掉含药的台氏液，并冲洗多次，以免平滑肌出现不可逆反应。

**【思考题】**

（1）试比较哺乳动物离体小肠灌流和离体蟾蜍心脏灌流所需条件有何不同，为什么？

（2）有一未知药液，加入灌流浴槽内，可引起平滑肌收缩幅度加大，基线升高，如果事先加入阿托品，再加此药，平滑肌基本上无反应，设想此药液中可能含有什么物质。

（任　旷　沈　楠）

# 实验五 高钾血症及救治

**【实验目的】**

(1) 观察高血钾对心脏的毒性作用。

(2) 掌握高血钾时心电图改变的特征。

**【实验原理】**

理论上将血清钾浓度高于 5.5mmol/L 称为高钾血症。高钾血症的发生与钾摄入过多、肾排钾障碍及细胞内 $K^+$ 释出过多等多种原因有关。本实验通过静脉补充大量钾而导致动物出现高钾血症。高钾血症对机体的影响以心脏表现最为突出，并可通过心电图观察到。

**【实验材料】**

(1) 实验对象 家兔。

(2) 实验器材 心电图仪、动物手术器械 1 套、BL-420 生物机能实验系统、输液装置 1 套、气管插管、动脉插管、股动脉插管、静脉插管、三通管、动脉夹、5ml、10ml、20ml 注射器、小烧杯。

(3) 试剂和药品 20% 乌拉坦溶液、1% 肝素溶液、10% 氯化钾溶液、10% 氯化钙溶液。

**【实验步骤】**

(1) 取家兔 1 只称重，耳缘静脉注入 20% 乌拉坦（5ml/kg）行全身麻醉，固定于手术台上，剪去颈部、左下腹或右下腹部被毛。

(2) 分离气管，行气管插管术。

(3) 心电图电极分别插入四肢踝部皮下，导线按右前（红）、左前（黄）、右后（黑）的顺序连接，描记一段正常心电图。

(4) 复制高钾血症动物模型

腹腔注射 10% 氯化钾 4ml/kg，观察心电图波形，若注入氯化钾 15min 后心电图波形变化不明显可再注入氯化钾 1ml，直至出现明显的高钾血症心电图。

(5) 高钾血症的救治

出现明显高钾血症心电图后立即腹腔注射 10% 氯化钙 4ml/kg，观察心电图的变化；5min 后再注射等量 5% 碳酸氢钠，观察心电图变化；也可用 25% ~ 50% 葡萄糖 100 ~ 200ml 加胰岛素（4g 糖加 1U 正规胰岛素）做静脉滴注（当葡萄糖合成糖原时，将钾转入细胞内，可纠正血钾过高）；此外注射阿托品，对心脏传导阻滞有一定缓解作用。

**【注意事项】**

注射氯化钾溶液应均匀、缓慢。

**【思考题】**

(1) 血钾浓度对心脏有何影响？

(2) 注射氯化钾后心电图有何改变？阐述其机制。

（任 旷 沈 楠）

# 实验六　强心苷对心力衰竭心脏的影响

## 【实验目的】

（1）通过用戊巴比妥钠复制心衰动物模型，观察心衰时心脏功能及血流动力学的改变。

（2）观察强心苷类药物对衰竭心脏的强心作用及其过量时对心脏的毒性反应。

（3）通过抗心律失常药物的使用，观察该类药对强心苷中毒引起的心律失常的治疗作用。

## 【实验原理】

心功能不全是由于各种心血管疾病、代谢性疾病所致的心脏泵血功能降低，心脏不能泵出足够的血液以满足机体的需要，同时血液淤积于静脉系统的病理状态，又称慢性充血性心力衰竭。

常用于制备心衰模型的药物有 β 受体阻断药普萘洛尔、钙通道阻滞药维拉帕米、中枢抑制药戊巴比妥钠等。这些抑制性药物在大剂量时，可使心肌收缩力下降 40% 以上，左室内压上升最大速率明显降低，心排血量减少 30% ~ 40%，中心静脉压显著升高。

兴奋 – 收缩耦联是心肌收缩的关键环节，干扰 $Ca^{2+}$ 利用的药物可抑制心肌收缩力，反之，增加心肌细胞内 $Ca^{2+}$ 利用度的药物可增加心肌收缩力。

强心苷类药物通过抑制心肌细胞膜 $Na^+ - K^+ - ATP$ 酶，使细胞内的 $Na^+$ 增加，进而促进 $Na^+ - Ca^{2+}$ 双向交换，使心肌细胞内的 $Ca^{2+}$ 浓度增高，心肌收缩力增强，对心衰发挥治疗作用。强心苷剂量过大，可引起多种心律失常。其原因是过度抑制心肌细胞膜的 $Na^+ - K^+ - ATP$ 酶而使细胞内失 $K^+$，并伴有细胞内 $Na^+$ 增多，这样导致心肌细胞膜最大舒张电位降低，心肌自律性提高，引起快速型心律失常。此外，强心苷还可引起房室传导阻滞、心动过缓等缓慢型心律失常。强心苷引起的缓慢型心律失常，可用阿托品对抗；快速型可用钾盐、苯妥英钠和利多卡因治疗。

## 【实验材料】

（1）实验对象　家兔。

（2）实验器材　BL – 420 生物机能实验系统、小动物呼吸机、颈静脉插管、压力换能器、左心室插管、输液器、手术器械、5ml、10ml 注射器。

（3）试剂和药品　3% 戊巴比妥钠、20% 乌拉坦溶液、毒毛花苷 K、肝素、氯化钠、利多卡因。

## 【实验步骤】

（1）取家兔 1 只称重，耳缘静脉注射 20% 乌拉坦 5ml/kg，麻醉后固定。

（2）行气管插管术，连接呼吸机，调节潮气量为 10ml/kg，频率为 30 次/min，呼吸时程比为 1.25 : 1。

（3）连接 BL – 420 生物机能实验系统，选择菜单栏中"循环实验 – 血流动力学"模块，1 通道为心电，2 通道为左室内压，3 通道为血压，4 通道为左室内压的微积分处理波形。

（4）在四肢近心端内侧皮下插入心电电极，记录标准Ⅱ导联心电图。

（5）分离左侧颈外静脉，插入静脉插管，插入深度约2.5cm（进胸腔即可）。通过三通管分别与输液装置、中心静脉压装置及恒速注药装置连接。打开输液，流量约为15滴/min。

（6）分离右侧颈总动脉，从颈总动脉向左心室插管，插入3~4cm，边进入边观察显示器上的压力变化，直至典型的左心室压波形出现，固定插管。

（7）动物稳定后，记录HR（心率）、LVSP（左室收缩压峰值）、LVDP（左室舒张压）、LVEDP（左室舒张末压）、LV ± d$p$/d$t_{max}$（左室压上升最大速率、下降最大速率）、CVP（中心静脉压）及心电图的正常数据。

（8）建立急性心力衰竭模型　自颈静脉以0.5ml/min的速度注入3%戊巴比妥钠溶液，当LVSP下降至给药前的40%~50%时表示模型制备成功，停止推注，稳定10min，再次记录各项指标。

（9）观察强心苷的强心作用　以0.3ml/min的速度静脉滴注毒毛花苷K，每5min记录一次上述指标，观察强心苷对心衰的治疗作用；继续按前述速度推注强心苷直至心电图出现异常（中毒）。

（10）纠正强心苷所致的心律失常　当出现缓慢型心律失常如心动过缓时，可推注0.2%阿托品1ml/kg，记录用药后心电图变化；如出现快速型心律失常，经颈静脉推入0.4%盐酸利多卡因3ml/min，记录用药后心电图变化。

（11）分析结果，数据填入表7-2。

表7-2　强心苷对心力衰竭心脏的作用

| 给药时间 | LVSP （kPa） | LVDP （kPa） | LVEDP （kPa） | LV + d$p$/d$t_{max}$ （kPa/s） | LV - d$p$/d$t_{max}$ （kPa/s） | CVP （cmH$_2$O） | HR （次/min） |
|---|---|---|---|---|---|---|---|
| 给药前 | | | | | | | |
| 戊巴比妥钠 | | | | | | | |
| 毒毛花苷K | | | | | | | |
| 阿托品 | | | | | | | |
| 利多卡因 | | | | | | | |

【注意事项】

（1）滴入戊巴比妥钠时要密切观察LVSP的下降幅度，防止剂量过大引起动物死亡。

（2）做左心室插管前应在插入的管壁上涂液体石蜡，以减小摩擦。

【思考题】

（1）急性心力衰竭时血流动力学有何改变？为什么？

（2）强心苷对心肌有哪些作用？其机制是什么？

（3）具有强心作用的药物有哪些？

（4）强心苷引起的房室传导阻滞为什么可以用阿托品治疗？

（任　旷　沈　楠）

# 实验七 正常肾脏泌尿功能的调节及急性缺血性肾功能衰竭

## 【实验目的】

（1）观察影响尿生成的因素。

（2）了解急性缺血时肾脏泌尿功能改变的特征，运用所学理论加以解释。

## 【实验原理】

尿液的生成包括三个过程：肾小球的滤过、肾小管与集合管的重吸收、肾小管与集合管的分泌和排泄。凡影响以上过程的因素均可引起尿量的改变。

呋塞米等高效利尿药作用于髓袢升支粗段上皮细胞，抑制 $Na^+ - K^+ - 2Cl^-$ 同向转运，降低尿液的稀释过程；同时，呋塞米等药物使间质区高渗状态不能形成，又降低尿液的浓缩过程。

高渗葡萄糖使血糖浓度超过肾糖阈，近曲小管对滤液中高浓度的葡萄糖无法完全重吸收，小管液溶质浓度增加，引起渗透性利尿、尿量增加。

肾脏通过调节肾血流量、肾小球滤过率、肾小管排泄与重吸收以维持机体内环境的稳定。动脉血压与血容量的变化、肾自身调节以及一些神经体液因素的改变，均可影响肾脏尿液生成。当肾血流量、肾小球滤过率或肾小管重吸收功能障碍时，肾脏的泌尿功能将受到影响，从而导致肾功能不全。

## 【实验材料】

（1）实验对象 家兔。

（2）实验器材 BL－420生物机能实验系统、压力换能器、动、静脉插管、三通管、保护电极、恒温水浴锅、家兔手术台、哺乳动物手术器械1套、1ml、2ml、5ml、10ml注射器、手术线、纱布、听诊器、输液装置等。

（3）试剂和药品 生理盐水、20%乌拉坦、25%葡萄糖注射液、1%肝素生理盐水溶液、尿糖试纸、1:10000去甲肾上腺素、垂体后叶素、呋塞米、0.6%酚红（P. S. P）注射液、10% NaOH、林格液。

## 【实验步骤】

1. 动物的麻醉与手术

（1）家兔称重，20%乌拉坦（5ml/kg）耳缘静脉麻醉，固定于手术台上，剪去颈部和腹股沟部的被毛。

（2）气管插管，分离左侧颈总动脉、颈外静脉和右侧迷走神经并分别穿线备用。

（3）分别进行颈外静脉插管（输液用）和颈总动脉插管（测血压）。

（4）输尿管插管，记录每分钟尿滴数。

（5）上述操作完成后5min，调整各记录装置，描记动脉血压和尿量作为正常对照。然后进行下列实验。

2. 影响尿生成的因素

（1）颈外静脉迅速注射38℃生理盐水30 ml，观察血压和尿量的变化。

（2）先收集 2 滴尿液进行尿糖定性实验作为对照，然后自静脉注射 38℃ 25% 葡萄糖溶液 15ml，观察血压和尿量的变化。并每隔 2min 取尿液 2 滴做尿糖定性实验，比较出现糖尿的时间与尿量高峰的关系。

（3）自静脉注射 0.6% 酚红注射液 0.5ml，用盛有 10% NaOH 溶液 1ml 的培养皿接取尿液。当尿液中有酚红排出时，遇 NaOH 即呈现红色。记录自开始注射至尿中出现酚红所需时间。

（4）自静脉注射 1:10000 去甲肾上腺素 0.5ml，观察血压和尿量的变化。

（5）剪断迷走神经，用保护电极中等强度刺激右侧迷走神经外周端（20~30s），使血压维持在 40~50mmHg（5.33~6.67kPa），观察尿量和血压的变化。

（6）自静脉注射呋塞米注射液（5mg/kg），观察血压和尿量的变化。

（7）自静脉注射垂体后叶素 3U，观察血压和尿量的变化。

（8）分离一侧股动脉，插入动脉插管（管内充满肝素生理盐水）放血，使血压迅速降至 50mmHg（6.67kPa），观察尿量变化。

（9）放血后迅速补充生理盐水，观察血压和尿量的变化。

上述实验内容结束 30min 后，继续下列实验步骤。

3. 急性肾缺血性功能衰竭

（1）做好实验前观察指标的记录　血压、每分钟尿滴数，取血液及尿液标本测量血、尿肌酐含量。

（2）打开腹腔，分离左、右肾动脉约 1cm，分别安置动脉夹，阻断肾脏的血液供应。

（3）腹腔内放置林格液 10ml/kg，关闭腹腔。

（4）上述操作结束后，立即由静脉注射肝素 400U/kg。

（5）分别于 30、40、50、60min 后，取血液及尿液标本。将左、右肾动脉夹取出，确认肾血流恢复后，关闭腹腔。

（6）继续观察 60min，并每间隔 30min 取血液及尿液标本进行检测。

（7）在取得最后一次指标及标本后，对实验动物进行颈静脉注射空气处死，结束实验。

**【注意事项】**

（1）选择体重约 2.0kg 的家兔，实验前给兔多喂菜叶，或者用橡皮导尿管向兔胃内灌入 40~50ml 清水，以增加基础尿量。

（2）输尿管插管要轻柔、快速，避免操作性尿闭，切不可插入到输尿管的壁层。

（3）耳缘静脉给药尽量从静脉远心端开始，逐渐向近心端移行；为方便给药，必要时可建立静脉循环通路。

（4）注射用生理盐水和葡萄糖要加温至 38℃，因为生理盐水过凉可造成血管收缩，影响尿量；葡萄糖溶液过凉，黏滞性高不易注射。

（5）各项实验步骤均应在前一项影响因素基本消失，血压、尿量基本恢复正常后再实施操作。

（6）手术创口不宜过大，以防体温下降影响实验结果。

【思考题】

（1）全身动脉血压升高，尿量是否一定增加；血压降低，尿量是否一定减少？为什么？

（2）本实验哪些因素影响肾小球滤过？哪些因素影响肾小管和集合管的重吸收和分泌？

（3）葡萄糖和呋塞米的作用机制和临床应用有何不同？

（4）肾脏在急性缺血状态下，出现改变的理论依据是什么？

（王艳春　沈　楠）

# 第八章

# 学生自主设计性实验

## 第一节 实验设计基本原理

科学研究的目的在于深入、系统、客观地反映未知事物的本质和规律，因此，实践观察和理论思维都必须在正确观点指导下严格按照科学的方法来进行。医学研究的过程可归纳为选题、实验设计、实施研究和原始数据的积累、数据处理和论文撰写五个主要过程。

### 一、科研选题

**（一）科研选题的一般过程**

选题的步骤一般包括问题的提出、文献检索和批判性的文献综述、形成假说、选题的陈述四个过程。

1. 问题提出

通常问题提出有三种情况。

（1）对一个特定课题的现有知识做出评价之后提出的某个问题或某些问题，而这些问题只有经过仔细的、有计划的科学研究才能回答。例如：呋喃唑酮，又称痢特灵。临床上主要用于治疗肠炎和细菌性痢疾。在20世纪70年代初期，有报道呋喃唑酮治疗溃疡具有较好的近期和远期疗效。而以后的研究发现幽门螺杆菌与溃疡有关（1982年），这一结果更加支持了胃溃疡的感染学说。在查阅文献中发现，呋喃唑酮不仅是抗菌药，而且还是一个单胺氧化酶（MAO）抑制剂，可以使脑内单胺类递质增多，从而使动物实验性胃溃疡减轻。因此，最后的研究结果提示三点：①呋喃唑酮抗溃疡的作用与其抑制脑内MAO活性、增高单胺类递质含量有关；②脑内单胺类递质异常可能在溃疡的发生中起重要作用；③临床的溃疡病患者可能或多或少的伴有单胺递质含量的改变。

（2）观察到一种现象，不能用已有的知识去解释，但可以提出一种假说去解释。这样常常要设计一个实验以验证这种假说正确与否，从而提供间接的证据去支持或反对这个假说。青霉素的发现就是一个例证。

（3）进行实验是为了检验别人的假说，这就需要重复别人的实验。这项工作之所以必要，是因为原来的工作只不过是启发性的，而不是结论性的，或者是因为所得结果具有重要的实际意义。当然，新的、更好的分析方法的发明，也有必要去重复过去的研究。

2. 文献检索和批判性的文献综述

一个好的科研题目必须查阅文献。与主题相关的文献可以帮助你了解有关此问题的背景，并在此基础上对有关主题的文献资料做批判性的评价，以寻求选题的依据和价值，同时获得当今所能够采用的最佳研究方案及可靠性的细节，形成新的、更高水平的研究题目。文献综述的来源是阅读与主题有关的教科书、专著和杂志。

3. 形成假说

假说是科学研究中的重要步骤和基本程序之一，科学上许多重要发现和重大理论的发展是和科学家在丰富的实践和想象力的基础上而建立的假说分不开的。

假说形成以后再对其内容进行高度概括便是我们的研究题目。研究题目一般应体现受试对象（或调查对象）、处理因素（施加的因素）和实验效应（观察指标）三者之间的关系。

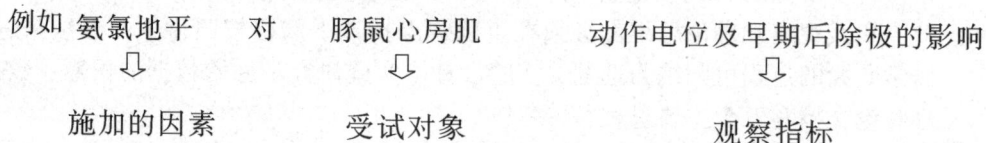

例如　　氨氯地平　　　　对　　　　豚鼠心房肌　　　　动作电位及早期后除极的影响
　　　　　⇩　　　　　　　　　　　　⇩　　　　　　　　　　　⇩
　　　　施加的因素　　　　　　　受试对象　　　　　　　　观察指标

4. 选题的陈述

研究题目确定以后，要对自己所选的题目进行必要的、全面的陈述。陈述的内容应包括：

（1）选题依据，包括选题的历史概况及现代进展，本题目与前人不同的特点及创新之处。

（2）假说形成的过程及其内容。

（3）采取的实验技术路线和水平。

（4）研究的工作程序。

（5）预期结果和学术价值及应用前景。

陈述的水平反映研究者的科学思维、理论认识、实践能力和工作的科学性、可靠性及预期结果的可信程度。一个好的选题陈述，可以说是没有实验的论文雏形。这个程序是科研选题过程必不可少的，而且相当重要，也是评价科研课题的重点内容之一。

**（二）科研选题一般要求**

选题是科研工作的开始，是决定研究工作能否顺利进行的关键因素。选题要满足以下要求：

（1）目的性　选题要有明确的意义、一定的理论或实用价值。

（2）创新性　创新是科研工作的灵魂，是立题的基本依据和价值所在。因此，所研究的问题应该是别人没有研究过的，或虽有人研究但还没有研究结论的问题。检索和掌握大量国内、外最新文献资料是科研创新的基础，除此之外，还需要丰富的想象力和科学的演绎、推理。

（3）科学性　选题是建立在前人的科学理论和实验基础上的，符合科学规律，有科学依据。

（4）可行性　选题一定要从实际出发，必须具备进行该课题研究所需的实验条件和经费，否则，再好的课题也无法进行。

## 二、实验设计

实验设计是研究工作极其重要的组成部分，包括实验对象确定、实验方法的选择、实验进度安排等。

实验设计的目的有三：其一，控制干扰因素，将实验误差减小到最低程度；其二，降低成本，利用有限的人力、物力和时间获得能够说明问题的研究结果；其三，获得较多的信息量。

实验设计包括专业设计和统计学设计两大部分。前者是运用专业理论知识和技术，主要解决实验结果的科学性和独创性；后者是运用统计学知识和方法，解决实验观察结果的可重复性和可信性，保证样本的代表性、样本间的可比性和结果的精确性。专业设计主要是课题实验过程的安排，包括实验方法、实验对象、对照及观测指标等。统计学设计属另一专门课程，涉及面宽，本章不予讨论。

### （一）实验设计的基本原则

（1）对照原则　对照的意义在于鉴别处理因素与非处理因素的差异。在医学研究中，不仅自然环境和实验条件对实验有很大影响，而且生物的变异使实验结果更加复杂。解决这个困难的最好办法就是对照。对照是使实验组和对照组的非处理因素（例如：品种、性别、年龄等）处于相等状态，其结果是使实验误差得到相应的抵消或减少。

（2）随机原则　对照组与处理组除处理因素有所不同外，其他非处理因素最好是完全一致的、均衡的，随机化是达到这个要求的主要手段。随机化的正确概念是：被研究的样本是从总体中任意抽取的，即每一观察单位都有同等的机会。在实验中凡可能影响结果的一切因素，一律加以随机化，否则，显著性检验便是无意义的。随机化的方法有多种：拈阄、摸球、抽签等均可使用，这样可以减少人为影响而造成的误差。

（3）重复原则　重复就是实验取样的例数和实验次数。随机抽样能在很大程度上抵消非处理因素所造成的误差，但不能完全消除，还必须有适当研究数量。从理论上讲实验重复的数量越多，实验精度越高，越能说明问题。重复的原则应该在保证实验结果具有一定可靠性的前提下，确定足以说明问题的最少样本数，即足够和适当。一般小动物每组 10～30 只，计量资料两组对比时，每组不应少于 10 只，计数资料每组不应少于 30 只；中等动物每组 8～20 只，计数资料不少于 20 只，计量资料不少于 6 只；大动物每组 5～15 只。

### （二）实验设计内容

1. 实验对象

医学研究是为了解决人类的保健和疾病问题，但这些问题的解决不可能完全在人类自己身上进行实验研究，常常需要借助实验动物来研究。选择动物的基本原则是：

（1）近似原则　能找到人类疾病自发动物模型是最理想的，在得不到这种动物模型时就需要人工复制，为了尽量设计与人类疾病相近似的模型，首先要注意动物的选择。如做高脂血症的模型应选小鸡，做心肌梗死的模型常选择狗或大鼠。

（2）纯种原则　为减少实验模型的不一致，某些实验要求用纯系（种）动物，即同系或近亲交配繁殖的品系动物，以减少个体差异性。

（3）适用性和可重复性　实验动物应具备其存活时间长于实验持续时间和足够承受处理因素的能力。大、小白鼠和狗不宜做腹膜炎的模型，因为，白鼠对革兰阴性细菌有较高的抵抗力；而狗对革兰阴性细菌过于敏感，易于死亡。

（4）易行性和经济性　猪较符合做心肌梗死实验相似性原则，但其生性凶猛，不易处理且价格昂贵，因此常用大白鼠。灵长类动物作为实验模型与人类较接近，但其来源稀少，价格昂贵，加之动物保护等原因，应用甚少。

（5）确定性和可靠性　易自发出现某些相应病变的动物不应考虑选用，例如铅中毒模型不选用大白鼠，是因为大白鼠本身易患地方性肺炎及进行性肾病，后者与铅中毒所致的肾病不易区分，因此没有确定性和可靠性。

2．观测指标

观测指标是反映实验对象所发生的生理机能、生化反应及病理变化的标志。指标可分为计数指标和计量指标；还可分为主观指标和客观指标。所选指标要符合以下基本条件：

（1）合理性、正确性、特异性、重现性和客观性　这是一切生物指标必须具备的。

（2）灵敏、无偏性、技术上可能　这些可通过设计和研究者的努力得到满足。

（3）可转换、能分级、能与其他指标配合　此类要求比较相对。

3．实验方法和技术

实验方法和技术的选择，应以能解决问题，且可行、可信为原则，而不是刻意追求最新、最复杂的方法和技术。仪器尽可能选择精密度、灵敏度高，且性能稳定、可靠性强的设备。

4．对照组的设定

对照有多种形式，可根据实验研究的目的及内容加以选择。

（1）空白对照　对照组不加任何处理因素。

（2）实验对照　对照组施加部分实验因素，但不是所研究的处理因素。例如，观察某种抗心律失常药的效果，实验组注射此种药物，对照组虽然不注射这种药物，但也注射等量的生理盐水，这样的对照即实验对照。

（3）标准对照　不设立对照组，而是用标准值或正常值作为对照。例如，心率和脉搏的对比，即可用正常值72次/min作为对照。但实际研究中一般不用标准对照，因为实验条件不一致，常常影响对比的效果。

（4）自身对照　对照与实验在同一受试对象身上进行。例如，用药前后的对比；先用A药再用B药的对比，都属于自身对照。

（5）相互对照（组间对照）　不设立对照组，而是几个实验组之间互相比较。例如，几种药物治疗同一种疾病，对比这几种药物的效果；或同一种药的不同剂量之间对照。

5. 药物剂量的确定

以 mg/kg 或 g/kg 表示剂量，人与动物之间、各动物之间的剂量对应关系应按体表面积来计算。

（1）粗略估算法　动物和人的剂量比例关系（按 mg/kg 计算）如下：

人 : 犬 : 猴、猫 : 兔 : 豚鼠 : 大鼠 : 小鼠 = 1 : (2~3) : (3~5) : (5~7) : (7~9) : (9~11)

（2）体型系数法　$d_B = d_A \times (R_B/R_A) \times (W_A/W_B)^{1/3}$　　式中 $d_A$、$d_B$ 是 A、B 两种动物每千克体重所需剂量（mg/kg），$W_A$ 和 $W_B$ 分别是它们的体重，$R_A$ 和 $R_B$ 是它们的体型系数（表 8-1）。

表 8-1　不同种属的动物体型系数

| 动物种类 | 小鼠 | 大鼠 | 豚鼠 | 兔 | 猫 | 猴 | 犬 | 人 |
|---|---|---|---|---|---|---|---|---|
| 体型系数 | 59 | 90 | 99 | 93 | 82 | 111 | 104 | 100 |

（3）根据 $ED_{50}$、$LD_{50}$、最大耐受量来换算药效学和临床研究剂量

① 临床前药效学研究剂量一般在 $LD_{50}$ 的 1/50 至 1/10 之间。

② 人的首次剂量可试用一种或两种动物 $LD_{50}$ 的 1/600；也有人认为首次剂量应为 $ED_{50}$ 的 1/60~1/10；也可按体表面积折算，用药效学研究所预测剂量的 1/10 以下，经过摸索，确保安全的前提下可适当增加试用剂量。

③ 临床试用最大剂量可采用急性或亚急性毒性实验中引起功能和组织可逆性损伤剂量的 1/10 为最大耐受量，或相当于犬最大耐受剂量的 1/10~1/5。

### 三、实验原始数据收集

制定研究计划后，实施实验并取得相应的数据。这里要强调所用方法必须是可重复的。在实施研究计划和积累实验数据的过程中应注意以下内容：

（1）实验开始前，熟练掌握仪器的使用方法。

（2）实验开始时，标明实验用和对照用的材料。

（3）实验过程中及时、准确、清晰、端正地记录数据，并做好备份。可以表格的形式记录数据，但要简明扼要，使人能看懂而不发生误解。未做检查的项目，要在空格内填上"—"，不能留空。

（4）正式实验前，预实验是必要的。

（5）任何原始记录数据若有改动，只能划掉、不允许涂掉，以便日后核对。

（6）实验观察和资料积累应严格按照设计方案规定的标准和方法来进行。科研中资料一般分为两大类：一类是计量资料，如血压、脉搏、身高等；另一类是计数资料，如发病人数、死亡人数等。两种资料的整理方法不同，所需实验单位数量（样本大小）也有所不同（前者需要数量少，后者需要数量多）。

### 四、数据处理

原始数据处理与科研论文撰写是科研工作的总结，它概括科研工作过程，反映科研

成果，也体现科研水平和价值以及科研工作者的严谨科学态度。所以处理数据与撰写科研论文是科研程序的重要一环，也是最后一道工序。按其过程，就其方法简述如下：

**（一）资料的处理**

实验所得的原始材料不可能全部纳入论文，需要重新处理和安排。本处主要讨论资料处理的原则。

（1）围绕论文题目的假说集中取舍实验材料　尽管实验观察是按原定实验设计进行的，但当实验室和现场的工作结束时，会有以下几种情况：

①原设计选定的项目或指标，观察充分，数据完备。

②项目或指标发生偏差、离散或不够充分。

③有的项目或指标意义不大；有的还出现原设计没有预期到的数据和现象，因此，这些资料需要根据论文的中心思想重新加以集中取舍。在撰写论文时，只要足以说明验证假说的内容就可以，不必贪多求全。

（2）深化对材料的认识，重新整理材料　有些实验材料和数据，反复推敲，可能深化假说，为假说提供新的内容和依据。有些材料由于思路不同，处理方法不同，说明问题的深度也不同。

（3）保持分组材料之间的层次及内在联系　材料分组要按论文的假说，这既有思维的逻辑过程，又有安排的技巧问题。

（4）科学地处理阴性和不显著的实验材料　有的实验数据经过统计处理后，可能与原来设计的设想不符，甚至完全相反。这些材料，也要认真处理和分析，很可能从另一个角度和侧面阐明研究题目中的某个问题，切不可随意舍去。

**（二）材料的表现方法**

科研材料中的论文要求有科学的表现方法，一般多用表格、照片、线图等，以便有说服力地反映科研成果。这些表现方法运用得恰当与否，直接影响论文质量。常用的表现方法如下：

（1）表格的运用　表格是统计整理后数字资料的表现方式之一，是简明的规范化的科学语言，其明了地表达了实验结果，易于比较，节省文字。表格的使用要符合基本要求，结构合理，注释清楚。表格中最常用的统计表有简单表、分组表、组合表、相关表等。

（2）图示法　这是用几何图形来表示实验资料的一种方法，它在表示变量分布、对比、构成、变异相关和动态方面是一种好的手段。图示法有一般条图、构成条图、圆面图、直方图、自然线图、回归线图、半对数线图、点状图等。

（3）典型实验案例。

（4）典型照片等。

## 五、论文撰写

**（一）重新审定题目**

虽然在科研设计时初步选定了研究题目，但那还是粗略的、笼统的。当实验观察工作结束，得到大量而丰富的材料，阅读了许多有关文献，对所研究的问题，有了新的认识，可能要对原设计的题目进行修改。同一研究对象和处理因素，可以命名为体现不同深度的论文题目。

**（二）拟定撰写提纲**

科研论文提纲要点应包括：前言、材料和方法、结果、结论和参考文献诸多部分。

**（三）撰写论文全文**

（1）前言部分　位于全文之首，包括提出问题、选题依据、论文的意义、价值等部分。前言的文字应控制在 500 字左右。

（2）材料及方法　主要说明实验所用材料、药品、仪器及主要实验方法和实验过程，为论文的论据来源提供科学依据。如果方法是众所周知的，则只写出方法的名称即可。如果实验装置复杂，可以简图表示。实验过程和方法如有特殊之处最好以文字注明，引起读者注意。

（3）实验结果　这是论文之主体，所有实验数据、典型例子、结果都是用图表、照片结合文字表述出来。由于实验结果是论文之主体部分，可能较长。为醒目起见作者可根据不同需要进行分段撰写。

（4）讨论部分　这部分内容是从理论上对实验结果进行分析和综合，从高度和深度上丰富和提高对实验结果的认识，为文章的结论提供理论上的依据。讨论必须以实验结果为基础，不能脱离实验结果而空发议论。讨论应注意以下问题：

①就本课题所研究的问题，对国内、外学者的观点与本课题的异同之处进行分析。

②单项实验结果和几项实验结果综合分析讨论，说明某一个共性认识；或推论、展望从而提出某些可能性。

③其他人或其他领域的研究成果能说明和支持本课题的观点和结果。

④研究过程中遇到的某些问题，未能解决或理论上解释不了，可在讨论中提出。讨论部分写得是否成功，在很大程度上取决于掌握文献的高度、深度及作者的分析、论证能力。

（5）结论　这是论文之最后部分，是将结果以简明的方式表达出来，使读者概括的知道该工作的主要内容和结果。结论部分文字要简练，观点要明确。

（6）参考文献　这是论文的附加部分之一。写参考文献的格式有特定要求，在相关的课程中有详尽的论述，在此不再赘述。

### 附　实验原始数据记录表（表 8 - 2）

本表以×××药对血流动力学影响实验为例。

实验日期　　　　　　　　室温

动物编号　　　　　　动物体重　　　　　　动物性别

麻醉药名称、浓度、剂量

实验药品名称、浓度、剂量

实验参加者

**表 8-2　实验原始数据记录表**

| 时间<br>（min） | 指标 血压<br>（kPa） | 左室内压<br>（kPa） | 左室内压变化<br>速率（kPa/s） | 心脏每搏输出量<br>（ml/每搏） | 心率<br>（次/min） | 左室舒张末压<br>（kPa） |
|---|---|---|---|---|---|---|
| 给药前 | | | | | | |
| 给药后 5 | | | | | | |
| 15 | | | | | | |
| 30 | | | | | | |
| 60 | | | | | | |
| 90 | | | | | | |
| 120 | | | | | | |
| 150 | | | | | | |
| 180 | | | | | | |

# 第二节　学生自主设计实验的方法和步骤

## 一、立题

根据前面学过的生理学、病理生理学、药理学等基础知识，由学生自主选题。完成选题后，以实验小组为单位，分组讨论每个同学所选课题，确定一个最合适的作为实验小组的课题。根据课题内容完成立项报告，交指导老师审阅。根据指导教师的审查意见完善立项报告，确定最后的实验题目。

## 二、确定实验对象

正确地选用实验对象是获得可靠研究结果的必要条件，一般应根据实验目的选择适宜种属、品系、级别、质量、年龄和性别的动物。经过筛选，选择敏感、特异、稳定及易于得到的动物。为获得较好的动物模型，应选择生长发育、代谢等特征与人类接近的哺乳动物。医学机能学常用的实验对象为：小鼠、大鼠、家兔等。

## 三、分组实验对象

依据实验目的及设计方案确定分组方法。分组时应遵循随机和组间均衡的原则；根据实验的主题确定样本量大小；根据研究题目设置对照，选择与实验组可比的对照组。在整个实验过程中，应保证除了处理因素外的其他非处理因素在各组间的均衡，以保证其齐同、可比。

## 四、处理实验对象

### （一）人类疾病动物模型的复制

前已叙述，略。

**（二）疾病的处理和实验治疗**

用药物治疗并观察疗效是综合性机能实验的一个重要方面。在设计时可分为两类：

（1）单因素设计 给一种处理因素（药物），观察处理前、后变化。单因素便于分析，但所用动物较多，花费较大。

（2）多因素设计 给几种处理因素同时观察，用析因分析方法进行设计。多因素设计能节省时间和经费。

## 五、选择必要的观测或测试项目

观察或测试项目的选择要符合研究课题的要求。研究项目选择要符合实际，并有明确的规定或判断标准。

## 六、收集资料

按照设计方案和选定的观测项目，认真、仔细、实事求是地收集完整的实验资料。

## 七、统计分析

不同的实验设计有不同的统计分析方法，根据资料的性质选择适宜的方法进行资料的整理和分析，最后得出结论。

## 八、撰写论文和报告

按照规范的书写格式撰写论文或实验报告。

（任　旷　王艳春）

# 附录1  常用生理盐溶液的配制及用法

进行在体或离体器官及组织实验时，应尽可能使标本处于与内环境相似的液体中，以保证标本正常的功能活动。此类液体称为生理盐溶液，它应具备以下条件：①渗透压与组织液相同；②有维持组织、器官正常机能所必需的、比例适宜的各种离子；③酸碱度与血浆相同，并具有缓冲能力；④营养物质、氧及温度与组织液相同。

## （一）溶液的配制

动物种类不同，作为代替液的生理盐溶液在组成、成分上也有相应的区别。例如：两栖类动物体液的渗透压相当于 0.65% NaCl 溶液；温血动物体液的渗透压则相当于 0.9% NaCl 溶液；海生动物体液的渗透压约相当于 3% NaCl 溶液。不同动物的组织器官对氧和营养物质等内环境成分的需求也有一定差异。两栖类动物组织、器官对氧和营养物质的需要程度低于温血动物。

实验目的不同，生理盐溶液的组成、成分可做变动。自 Ringer（1886）首先研制成用以维持离体蛙心长时间搏动的任氏液以来。后人以它为基础，加以调整改良，相继研制出用于不同动物标本的生理盐溶液。如：生理盐水、任氏（Ringer）液、乐氏（Locke）液、台氏（Tyrode）液等。

常用生理盐溶液及其成分（附表1-1）、利用原液配制生理盐溶液的量（附表1-2）如下所示。

附表 1 – 1　常用生理盐溶液及其成分

| 化合物 | Ringer 液 | Locke 液 | Tyrode 液 | 生理盐水 | |
|---|---|---|---|---|---|
| | 用于两栖类 | 用于哺乳类 | 用于哺乳类小肠 | 两栖类 | 哺乳类 |
| NaCl(g) | 6.50 | 9.00 | 8.00 | 6.50 | 9.00 |
| KCl(g) | 0.14 | 0.42 | 0.20 | – | – |
| CaCl$_2$(g) | 0.12 | 0.24 | 0.20 | – | – |
| NaHCO$_3$(g) | 0.20 | 0.10~0.30 | 1.00 | – | – |
| NaH$_2$PO$_4$(g) | 0.01 | – | 0.05 | – | – |
| MgCl$_2$(g) | – | – | 0.10 | – | – |
| Glucose(g) | （可不加） | 1.00~2.50 | 1.00 | – | – |
| 蒸馏水加至(ml) | 1000 | 1000 | 1000 | 1000 | 1000 |

附表 1 – 2　利用原液配制生理盐溶液的量

| 原液成分 | Ringer 液 | Locke 液 | Tyrode 液 |
|---|---|---|---|
| 20% NaCl(ml) | 32.5 | 45.0 | 40.0 |
| 10% KCl(ml) | 1.4 | 4.2 | 2.0 |
| 10% CaCl$_2$(ml) | 1.2 | 2.4 | 2.0 |
| 1% NaH$_2$PO$_4$(ml) | 1.0 | – | 5.0 |
| 5% MgCl$_2$(ml) | – | – | 2.0 |
| 5% NaHCO$_3$(ml) | 4.0 | 2.0 | 20.0 |
| 葡萄糖(g) | 2.0(可不加) | 1~2.5 | 1.0 |
| 蒸馏水加至(ml) | 1000 | 1000 | 1000 |

**（二）溶液的用途**

生理盐水用于冷血动物时选择 0.6%~0.65%（*W/W*）的浓度，用于哺乳动物时选择 0.85%~0.9% 的浓度。任氏液主要用于蛙心灌注及其他冷血动物。乐氏液用于哺乳类动物之心脏、子宫及其离体脏器，灌注前需通入氧气 15min；低钙乐氏液（含无水 CaCl$_2$0.05g）用于离体小肠及豚鼠的离体支气管灌注。台氏液用于哺乳动物之离体小肠实验。

近年来在组织提取和细胞培养时常需用胰蛋白酶或乙二胺四乙酸二钠盐（ethylene diamine tetraacetic acid，EDTA versene）对组织或细胞进行处理，Ca$^{2+}$ 或 Mg$^{2+}$ 对此有妨碍作用，故常用不含 Ca$^{2+}$ 及 Mg$^{2+}$ 的生理盐溶液。经胰蛋白酶处理的组织或细胞，应放入营养液内。

**（三）溶液配制注意事项**

（1）因生理盐溶液中的磷酸根和碳酸根负离子易与钙离子反应，生成不溶性的白色磷酸钙或碳酸钙沉淀。所以，配制生理盐溶液时，先将其他离子原液混合并加入蒸馏水，最后再将溶解的氯化钙溶液一边搅拌一边缓缓加入，以防钙盐生成沉淀。

（2）葡萄糖应在临用时加入，加入葡萄糖的生理盐溶液不能久置，以免发生细菌污染出现混浊。

（3）生理盐溶液在高温状态下，因离子相互作用可能出现沉淀，如需加温，温度不宜超过 50～60℃ 。

（4）配制生理盐溶液的蒸溜水应是新鲜的，pH 在 7.2～7.8 之间。

# 附录 2　常用抗凝剂的配制及用法

在医学实验中常需对动物的血液标本进行抗凝处理，对抗凝剂的要求是：用量少、溶解度大、不含有干扰实验的杂质。

## 一、肝素

### （一）抗凝作用原理

肝素的抗凝作用强大，常用于动物的全身抗凝，特别是在循环实验时，其应用更有重要意义。其抗凝作用主要是抑制凝血酶的活力，阻止血小板凝聚，使血液不发生凝固。

### （二）配制和用量

10mg 肝素能够抑制 65～125ml 血液发生凝固（按 1mg 等于 125U，10～20 U 能抑制 1ml 血液计）。但肝素制剂的纯度高低以及保存时间长短不等，因而其抗凝效果也不相同。如纯度不高，而且过期，应用时剂量增加 2～3 倍量，可配成 1% 的肝素生理盐溶液，用时取 0.1 ml 于试管内，100℃ 下烘干，每管能抗凝 5～10ml 血液。也可将注射器用配好的肝素湿润一下管壁，直接取血至注射器内而使血液不凝。在用于动物全身抗凝时，肝素常用剂量为：大白鼠 2.5～3.0mg/0.2～0.3kg，兔 10mg/kg，狗 5～10mg/kg。肝素可改变蛋白质等电点，因此在用盐析法分离蛋白质做蛋白质测定时，不可用肝素。市售的肝素钠溶液每毫升含肝素 12500U，相当于 100mg。

## 二、草酸盐合剂

### （一）原理

草酸铵能使血细胞略为膨大，草酸钾能使血细胞略微缩小，因此草酸铵与草酸钾按 3∶2 比例配置，可使血细胞体积保持不变；加入福尔马林则能防止微生物在血中繁殖。此抗凝剂最适于做红细胞比积测定。

### （二）配制方法及用量

草酸铵 1.2g、草酸钾 0.8g、福尔马林 1.0ml、蒸馏水加至 100ml，每 1ml 血加草酸盐合剂 0.1ml（即相当草酸铵 1.2mg，草酸钾 0.8mg）。根据取血量将适当的草酸盐加入玻璃容器内烤干备用。

### （三）注意事项

草酸的作用在于能够沉淀血凝过程中所必需的钙离子，达到抗凝目的。用时注意剂量，不能过多，以免影响去蛋白质血滤液的制取。不适用于血液内钙或钾的测定，也不用于血液非蛋白氮测定。

## 三、枸橼酸钠

常配成 3%～5% 的水溶液；也可直接加粉剂，每毫升血加 3～5mg，即可达到抗凝目的。

枸橼酸钠可使钙失去活性，防止凝血。但其抗凝作用较差，碱性较强，不宜作化学检验之用。仅用于红细胞沉降速度测定。急性血压测定实验所用的枸橼酸钠为 5% ~ 6% 溶液。

### 四、草酸钾

#### （一）原理和注意事项

草酸钾为最常用的抗凝剂。其主要是与血液中的钙离子结合，形成不溶解的草酸钙，阻止血液凝固。常用于非蛋白氮测定，但不适用于测定钾和钙。草酸盐能抑制乳酸脱氢酶、酸性磷酸酶和淀粉酶的活性，应注意。

#### （二）配制及使用方法

取草酸钾 10g，加蒸溜水少许使其溶解，再用蒸溜水定容至 100ml，配制成 10% 水溶液。0.1ml 则可使 5 ~ 10ml 血液不凝。如做微量检验，用血量较少，可配制成 2% 溶液，此时 0.1ml 可使 1 ~ 2ml 血液不凝。

### 五、乙二胺四乙酸二钠盐（EDTA）

EDTA 对血液中钙离子有很大的亲和力，能与钙力子络合而抗血液凝固。每 0.8mg 可抗凝 1ml 血液。除不能用于血浆中钙、钠及含氮物质的测定外，适用于多种抗凝。

# 附录 3   药物浓度及剂量换算

## 一、剂量换算

（1）动物实验所用药物的剂量，一般按 mg/kg（或 g/kg）体重计算，应用时需从已知药液浓度换算出相当于每千克体重应注射的药液量（ml），以便于给药。

例：小白鼠体重 18g，腹腔注射盐酸吗啡 10mg/kg，药液浓度为 0.1%，应注射多少量（ml）？

计算方法：0.1%的溶液每毫升含药物 1mg，剂量为 10mg/kg 相当的容积为 10ml/kg，小白鼠体重为 18g，换算成千克为 0.018kg，故 10ml/kg×0.018kg＝0.18ml。

小白鼠常以 mg/10g 计算，换算成容积时也以 ml/10g 计算较为方便。如上例 18g 体重的小白鼠注射 0.18ml，相当于 0.1ml/10g，再计算给其他小鼠药量时很方便，如 20g 体重小鼠，给药 0.2ml，以此类推。

（2）在动物实验中，有时必须根据药物的剂量及某种动物给药途径的药液容量，配制相应的浓度以便于给药。

例：给兔静脉注射苯巴比妥钠 80mg/kg，注射量为 1 ml/kg，应配制的浓度是多少？

计算方法：80 mg/kg 相当于 1 ml/kg，因此，1ml 溶液中含 80mg 药物，换算成百分浓度 $1:80＝100:X$，$X＝8000mg＝8g$，即 100ml 含 8g，故应配成 8%的苯巴比妥钠溶液。

（3）动物与人及动物与动物间的剂量换算

①按千克体重换算：已知 A 种动物每千克体重用药剂量，欲估计 B 种动物每千克体重用药剂量时，可查附表 3-1，找出折算系数（$W$），再按下式计算：

B 种动物的剂量（mg/kg）＝A 种动物的剂量（mg/kg）×$W$

附表 3-1   动物与人体的每千克体重等效剂量折算系数表

| 折算系数（$W$） | | | A 种动物或成人 | | | | | | |
| --- | --- | --- | --- | --- | --- | --- | --- | --- | --- |
| | | | 小鼠<br>(0.02kg) | 大鼠<br>(0.2kg) | 豚鼠<br>(0.4kg) | 兔<br>(1.5kg) | 猫<br>(2kg) | 犬<br>(12kg) | 成人<br>(60kg) |
| B | 小鼠 | (0.02kg) | 1.00 | 1.40 | 1.60 | 2.70 | 3.20 | 4.80 | 9.01 |
| 种 | 大鼠 | (0.2kg) | 0.70 | 1.00 | 1.14 | 1.88 | 2.30 | 3.60 | 6.25 |
| 动 | 豚鼠 | (0.4kg) | 0.61 | 0.87 | 1.00 | 1.65 | 2.05 | 3.00 | 5.55 |
| 物 | 家兔 | (1.5kg) | 0.37 | 0.52 | 0.60 | 1.00 | 1.23 | 1.76 | 3.30 |
| 或 | 猫 | (2kg) | 0.30 | 0.42 | 0.48 | 0.81 | 1.00 | 1.40 | 2.70 |
| 成 | 犬 | (12kg) | 0.21 | 0.28 | 0.34 | 0.56 | 0.68 | 1.00 | 1.88 |
| 人 | 成人 | (60kg) | 0.11 | 0.16 | 0.18 | 0.30 | 0.37 | 0.53 | 1.00 |

例：已知某药对小鼠的最大耐受量为 20mg/kg（即 20g 小鼠用 0.4mg），需折算为家兔量。查附表 3-1，A 种动物为小鼠，B 种动物为兔，交叉点为折算系数 $W＝0.37$，故家兔用药量为 20mg/kg×0.37＝7.4mg/kg，1.5 kg 家兔用药量为 11.1mg。

②按体表面积折算剂量：根据不同种属动物体内的血药浓度、作用与动物体表面积成平行关系。按体表面积折算较按体重更为精确。

例：由动物用量推算人的用量。已知一定浓度的某药给家兔静脉注射为 4mg/kg，推算人的最大耐受量为多少？

查附表 3-2，先竖后横，兔与人体表面积比值为 12.2，1.5kg 家兔最大耐受量为 6mg，那么人的最大耐受量为 6mg×12.2＝73.2mg。

取数值的 1/10～1/3 作为初试剂量。

**附表 3-2  常用动物与人体表面积比值表**

| 动物 | 小鼠(20g) | 大鼠(200g) | 豚鼠(400g) | 兔(1.5kg) | 猫(2kg) | 犬(12kg) | 成人(50kg) |
|---|---|---|---|---|---|---|---|
| 小鼠(20g) | 1.0 | 7.0 | 12.25 | 27.8 | 29.7 | 124.2 | 332.4 |
| 大鼠(200g) | 0.14 | 1.0 | 1.74 | 3.9 | 4.2 | 17.3 | 48.0 |
| 豚鼠(400g) | 0.08 | 0.57 | 1.0 | 2.25 | 2.4 | 10.2 | 27.0 |
| 兔(1.5kg) | 0.04 | 0.25 | 0.44 | 1.0 | 1.08 | 4.5 | 12.2 |
| 猫(2kg) | 0.03 | 0.23 | 0.41 | 0.92 | 1.0 | 4.1 | 11.1 |
| 犬(12kg) | 0.008 | 0.06 | 0.10 | 0.22 | 0.24 | 1.0 | 2.7 |
| 成人(50kg) | 0.003 | 0.021 | 0.036 | 0.08 | 0.09 | 0.37 | 1.0 |

例：由人用量推算动物用量。已知某中药成人口服每次 10g。拟用犬实验应给多少剂量？

查附表 3-2，人与犬体表面积比值为 0.37，那么犬用量为 10g×0.37＝3.7g。

（4）注意事项

①动物的种属差异对药物敏感性的影响因素很多，上述不同种类动物间的剂量换算仅提供粗略的参考值。恰当与否，需通过实验进行确定。

②在人身上做新药临床实验时，对于剂量的考虑尤需慎重，不能随便把从动物实验得到的剂量直接用于人体。一般认为，在人身上初次试用新药时，最多只能用动物剂量（按 mg/kg 计算）的 1/20～1/10，在证明确实无害后方可小心、适当地增加。

# 附录4 常用实验动物一般生理常数

常用实验动物一般生理常数见附表4-1。

### 附表4-1 常用实验动物一般生理常数

| | 小鼠 | 大鼠 | 豚鼠 | 家兔 | 猫 | 犬 |
|---|---|---|---|---|---|---|
| 适用体重（kg） | 0.018~0.025 | 0.12~0.2 | 0.3~0.5 | 1.5~2.5 | 2~3 | 5~15 |
| 寿命（年） | 1.5~2 | 2~2.5 | 5~7 | 5~7 | 6~10 | 10~15 |
| 性成熟年龄（月） | 1.2~1.6 | 2~8 | 4~6 | 5~6 | 10~12 | 10~12 |
| 孕期（日） | 20~22 | 21~24 | 65~72 | 30~35 | 60~70 | 58~65 |
| 肛温（℃） | 37±1.0 | 38.5±1.0 | 39.0±1.0 | 38.5±1.0 | 38.5±1.0 | 38.5±1.0 |
| 呼吸（次/min） | 136~216 | 100~150 | 100~150 | 35~56 | 25~50 | 20~30 |
| 潮气量（ml） | 0.1~0.23 | 1.5 | 1~4 | 19~24.5 | 20~42 | 250~430 |
| 心率（次/min） | 400~600 | 230~350 | 180~250 | 150~220 | 120~140 | 100~150 |
| 血压（mmHg 收缩压） | 90~160 | 60~150 | 28~140 | 90~150 | 120~155 | 80~180 |
| 血压（mmHg 舒张压） | 70~100 | 60~140 | 16~90 | 80~90 | 75~100 | 45~100 |

# 附录5  常用实验动物的血液学生理参数

常用实验动物的血液学生理参数见附表5-1。

**附表5-1  常用实验动物的血液学生理参数**

| | 小鼠 | 大鼠 | 豚鼠 | 家兔 | 猫 | 犬 |
|---|---|---|---|---|---|---|
| 总血量（占体重%） | 7.8 | 6.0 | 5.8 | 5.6 | 7.2 | 7.8 |
| 红细胞（$10^{12}$/L） | 7.7~12.5 | 7.2~9.5 | 4.5~7.0 | 4.5~7.0 | 6.5~9.5 | 4.5~7.0 |
| 血红蛋白（g/L） | 100~190 | 120~175 | 110~165 | 80~150 | 70~155 | 110~180 |
| 红细胞比容（%） | 39~53 | 40~42 | 37~47 | 33~50 | 28~52 | 38~53 |
| 血小板（$10^{10}$/L） | 50~100 | 50~100 | 68~87 | 38~52 | 10~50 | 10~60 |
| 白细胞总数（$10^9$/L） | 6.0~10.0 | 6.0~15.0 | 8.0~12.0 | 7.0~11.3 | 14.0~18.0 | 19.0~13.0 |

# 附录6　实验数据的处理

实验结果的分析依赖于实验数据的正确处理。实验数据的处理主要包括数据的搜集（collection）、整理（sorting）以及统计分析（analysis）。统计资料可分为单变量资料和简单双变量资料（直线回归与相关）的统计分析。前者又分为计量资料、计数资料和等级资料三类。

1. 数据的搜集整理

主要包括：

（1）对原始数据的搜集、整理、分类。区分是计量资料、计数资料还是等级资料；是单变量资料还是多变量资料，等等。

（2）从原始数据中筛选有效数据。

（3）对缺失数据进行处理。剔除缺失数据所属的单位或仅剔除分析过程所涉及的缺失数据，保留观察单位中其他数据。

2. 对实验数据的统计分析

主要包括：

（1）统计描述（descriptive statistics）　指用统计指标（index）、统计表（table）、统计图（fig）等方法对资料的数量特征及其分布规律进行测定和描述，不涉及由样本推论总体问题。

（2）统计推断（inferential statistics）　指如何抽样以及如何由样本信息推断总体特征问题。

## 一、量反应资料（计量资料）的统计处理方法

量反应资料（计量资料），其变量值是定量的，表现为数值的大小，有度量衡单位，亦称定量变量。

### （一）计量资料的统计描述

研究对象的全体称为总体（population），从总体中抽出若干个体而成的集合称样本（sample）。样本中所含个体的个数称样本含量（sample size）。从研究样本的数字特征来估计总体的数字特征。

（1）反映某一组或某一类数据的集中趋势的指标　①均数（mean，$\bar{x}$），通常为实验数据的算术平均数（arithmetic mean）。②几何均数（geometric mean，$G$），通常为等比资料，其对数呈正态分布。③中位数（median，$M$）和百分位数（percentile，$P_x$）：将一组观察值由大到小排列，位次居中为$M$，一般用于描述偏态分布或分布不明总体的指标。百分位数（$P_x$）反映分布的百分位置水平，适用于任何分布。

（2）反映某一组或某一类数据的离散趋势的指标　①方差（Variance）：每个变量值与总体均数之差称离均差（$X - \mu$），离均差平方和的平均数 $[\sigma^2 = \sum (X - \mu)^2 / N]$ 为总体方差。②标准差（standard deviation，$SD$）：总体方差开根号为总体标准差，W. S. Cosset 提出用，$n - 1$ 代替样本例数 $n$，得出样本标准差 $s$。③变异系数（Coefficient of variation，$CV$）：离散系数 $CV = \frac{s}{x} \times 100\%$。

### （二）两个均数的计量资料的统计推断

**1. 样本与总体均数的比较**

总体的参数由均值和标准差（总体）构成。大多数的医学资料是呈正态分布（normal distribution，Gauss 分布）的。即使有一些呈偏态分布，经数值转换处理后，也呈正态分布（均数为 $\mu$，标准差 $\sigma$）。从总体中抽取例数为 $n$ 的样本，均数也服从正态分布，标准差为 $s$（也称均数的标准误，standard error，$SEM$）。

（1）对总体参数的估计　当样本容量 $n$ 无限大时，估计值在总体参数附近的概率趋近于 1，称一致估计（只在样本容量较大时才起作用）。对总体参数的估计包括点估计（point estimation）和区间估计（interval estimation）。①用点估计来估计总体参数，会由于样本的随机性而使估计值不一定是所要估计的参数真值。②而区间估计则是根据估计量的分布，在一定的可信度下，指出估计的总体参数所在的可能数值范围。这个范围被称为置信区间（confidence interval，$CI$），概率范围为（$-t_{\alpha,v} < \mu < t_{\alpha,v}$），其中 $v$ 为自由度（$v = n - 1$）；$1 - \alpha$，称为置信系数或置信度。

（2）假设检验（hypothesis testing）又称显著性检验（significance test）　在给出的两组数据中，两个均数可能不相等，会有两种可能：由于抽样误差所致；由于处理因素（或环境条件差异）不同所致。统计上通过 hypothesis testing 来回答这个问题。

假设检验的一般步骤：

①建立假设：假设有两种，一种是检验假设（hypothesis to be tested）或称无效假设（null hypothesis），符号为 $H_0$；一种是备择假设（alternative hypothesis），符号为 $H_1$。$H_0$ 是从反证法提出的，$H_1$ 是和 $H_0$ 相联系的对立的假设，非此即彼。

②确定检验水准：根据研究设计，可以选择双侧检验（two – side test）或单侧检验（one – side test），还可以确定检验水准（size of test），亦称显著性水准（significance level），符号为 $\alpha$（常取 $\alpha = 0.05$）。

③选定检验方法和计算检验统计量：根据研究设计的类型和统计推断的目的选用不同的检验方法。根据总体分布的类型和样本数量含量可选择参数检验或非参数检验；根据两组数据之间的比较是否存在一一对应关系而选择配对和非配对的成组均数比较的 $t$ 检验，等等。计算检验统计量可根据相应公式或直接从统计软件包中获得。

④确定 $P$ 值和做出推断结论：$P$ 值是指由 $H_0$ 所规定的总体做随机抽样，获得 $\geqslant$（或 $\leqslant$）现有样本的检验统计量的概率。当 $P \leqslant \alpha$ 时，结论为按所取检验水平拒绝 $H_0$，接受 $H_1$（理由：在 $H_0$ 成立的条件下，出现等于及大于现有检验统计量值的概率，$P \leqslant \alpha$ 是小概率事件，这在一次抽样中是不大可能发生的，即现有样本信息不支持 $H_0$，因而拒绝它；相反，如 $P > \alpha$ 即样本信息支持 $H_0$，就没有理由拒绝它，只好接受它）。拒绝 $H_0$，不认为 $H_0$ 一定不发生，只是概率小而已；同样拒绝 $H_1$ 接受 $H_0$，也不等于 $H_1$ 一定不发生。由此可见，假设检验的结论具有概率性，可能会发生错误。

W. S. Gosset 以笔名"Student"发表了著名的 $t$ 分布，开创了小样本研究的新纪元，因而 $t$ 检验亦称 Student $t$ 检验。对于单一样本的 $t$ 检验，一般用 one – sample $t$ test，比较均值与恒定值之间的差异。

2. 两样本配对计量资料均数比较

两样本配对计量资料均数比较一般用于自身对照的实验设计，也称自身前后比较，或配对比较。也用于将实验对象两两配对，并随机分配到两组，分别予以不同的处理，观察并分析不同。

（1）统计描述　通过公式计算或计算机软件可直接获得每组变量的平均数（mean）、样本含量（sample size）、标准差（SD）和标准误（SEM）；每对变量的相关性、平均均值差异的置信区间（自己确定置信度）、均值差异的 SD 和 SEM。

（2）假设检验　对于配对两组间均值差异的检验，根据是否来自正态分布的总体，样本含量和总体方差是否相同，可分别采用参数检验和非参数检验。①参数检验：对于样本含量大、呈正态分布、方差齐的应采用配对 t 检验（paired t test）。②非参数检验：对于样本容量小、数据非正态分布且方差不齐的样本采用配对秩和检验（Wilcoxon's one – sample test）。

3. 成组设计的非配对计量资料两样本均数比较

该方法一般用于两组数据差异（均数和标准差）的比较。两组数据往往具有不同的样本容量。

（1）参数检验

①非配对检验（unpaired test）：用于小样本，正态分布且方差齐。

②Independent samples t test：见于 SPSS 软件。

③Alternative t test（Welch t test）：样本可呈正态分布，但方差不齐。

④两样本方差齐性检验（F test）：对于两小样本的 t 检验，要求相应的总体方差相等，即方差齐（homoscedasticity）。即使总体方差相等，样本方差也会有抽样波动。检验方差不等是否由于抽样误差所至，可用 t 检验。对于方差不齐的 t 检验，可转化数值（变量变换）达到方差齐；也可用近似 t' 检验；最后选择非参数检验。

（2）非参数检验

①成组设计两样本的秩和检验（Wilcoxon's two – sample test）。

②Mann – Whitney U test 见于 SPSS 软件。

**（三）多个样本均数计量数据的比较**

1. 参数检验

方差分析（analysis of variance，ANOVA）除了用于两个或多个样本均数的比较外，还可分析两个或多个研究因素的交互作用及回归方程的线性假设检验。其应用条件是各样本是相互独立的随机样本，均来自正态总体，方差齐。

（1）成组设计的多个样本均数比较　完全随机设计涉及的因素只一个，即一个处理因素。一般用单向方差分析（one – way – ANOVA）。

（2）配伍组设计的多个样本均数比较　配伍组设计中涉及的因素除了一个处理因素外，还增加了配对和配伍因素。一般用双向方差分析（two – way – ANOVA）。

（3）多个样本均数间的两两比较（多重比较，multiple comparison）

①多个样本均数间每两个均数的比较：常用统计方法是 q 检验（Student – Newman

– Keuls 法，S – N – K）

②多个实验组与一个对照组均数间的两两比较：

1）最小显著差法（least significant difference，LSD）其检验统计量为 $t$，侧重减少第二类错误。

2）新复极差法（Duncan's new multiple range method，Duncan 新法）其检验统计量为 $q'$，侧重减少第一类错误。

3）其他方法：在 Instat 和 SPSS 中常见的有 Bonferroni、Tukey's $b$、Dunnett 法（其他组与对照组的比较）、Scheffe test（依敏感顺序：LSD、Duncan 新法、S – N – K、Scheffe test）。

（4）拉丁方设计（Latin square design）　实验过程涉及到三个因素，各个因素间无交互作用且水平数相等，可用拉丁方设计，即三向方差分析（three – way – ANOVA）。

（5）析因分析（factorial analysis）　实验研究常常涉及两个或多个处理因素，这些处理因素间可能存在交互作用（interaction）。析因分析用于分析各因素间的交互作用，比较各因素不同水平的平均效应和因素间不同水平组合下的平均效应，寻找最佳组合。

（6）多个方差齐性检验（Bartlett's test）　即通过样本信息来推断总体方差是否相等。一般用 Bartlett's test，如果方差不齐，不能直接用方差分析。而应：①通过变量变换，使变换后的方差齐，再以变换值作为方差分析；②用多个样本比较的秩和检验（Kruskal – Wallis $H$ test）；③用近似 $F$ 检验。

2. 非参数检验

（1）成组设计的多个样本比较的秩和检验（Kruskal – Wallis $H$ 法）。

（2）成组设计的多个样本两两比较的秩和检验（Nemenyi 法）。

（3）配伍组秩和检验（Friedman test）。

（4）几个相关样本（>2）的配对检验（Kendall's $W$，Coohran's $Q$）。

# 二、质反应数据资料（计数资料）统计处理方法

除了数值变量（计量资料）外，统计学中还有分类变量，也称定性变量。其变量值表现为互不相容的类别或属性。分类变量又分为无序分类（unordered categories）和有序分类（ordered categories）。无序分类变量的分析，应先分类汇总，统计观察单位数，编制分类资料的频数表，亦称计数资料（质反应数据资料）。它包括：①二项分类，即各观察单位具有互相对立的两类结果（如检验结果的阴性和阳性）。②多项分类，观察单位分为互不相容的多个类别（如人类血型）。有序分类变量的分析，应先按等级顺序分类汇总，统计观察单位数，编制等级资料的频数表，各类之间有程度的差别，给人以"半定量"的概念，亦称等级资料。它的分析常用秩和检验。

## （一）计数资料的统计描述

（1）比（ratio）　又称相对比，是 $A$、$B$ 两个有关指标比（比 = $A/B$）。

（2）构成比（proportion，$P$）　是指在一个样本整体中各组成部分所占的比重或分布。常用百分数来表示。构成比 = （某一组成部分的观察单位数/整个样本例数）× $100\%$。

（3）率（rate）　又称频数指标，说明某种现象发生的频数或强度。

**（二）计数资料的统计推断**

1．计数资料两个率的比较

（1）计数资料样本与总体率的比较

①二项分布（binominal distribution）：各观察单位只能具有互相对立的一种结果，如阴性或阳性；已知发生某一种结果的概率为 Π，其对立结果的概率则为 1−Π（Π 是从大量观察中获得的，比较稳定的数值）；$n$ 个观察单位的观察结果互相独立。二项分布的样本率与总体率比较采用正态近似法（单样本 $\mu$ 检验）或费舍尔精确概率法（Fisher's exact test）。前者适用于 Π 值离 0.5 较近，$n$ 值（样本例数）较大（大于 2000）；后者适用于 Π 值离 0.5 较远，$n$ 较小（例数较少）。在 SPSS 用 Binomial test。

②Poisson 分布：当某些现象的发生率 Π 甚小，而样本例数 $n$ 甚多时，二项分布逼近 Poisson 分布。Poisson 分布可视为二项分布的特例，多用于研究单位容积（或面积、时间）内某事件的发生数，它具有分母（$n$）甚大时罕见事件发生率的性质。

（2）计数资料两样本率的比较

①两样本配对的计数资料率的比较：一般应用配对 $\chi^2$ 检验（Mc Nemar test）。

②成组的两样本计数资料率的比较

1）一般采用四格表 $\chi^2$ 检验（chi−sqare test），用来推断两变量（率）之间有无差别以及检验频数分布的拟合优度。

2）费舍尔精确概率法（Fisher's exact test）。

3）两样本 $\mu$ 检验（正态近似法）。

2．多个样本率（或构成比）的比较

（1）行×列表（R×C 表）资料的 $\chi^2$ 检验　行×列表（R×C 表），用来比较多个率（或构成比）之间有无差别。

（2）列联表（contingency table）资料的 $\chi^2$ 检验　用来推断两个变量（行变量和列变量）之间有无关系。

# 三、直线回归与相关

## （一）线性回归

实验中由一个或一组非随机变量来估计或预测某一随机变量的观察值时，所建立的数学模型及所进行的统计分析，称为线性回归。如这个模型是线性的，称为线性回归分析。在医学实验中常常需要分析两个因素（即两个变量 X、Y）之间的关系，如果两者在数量上有密切的线性关系，将两个因素确定为直线相关关系（简称直线相关），用相关系数（$r$）来表示其相关的密切程度；若可以在两因素中确定因变量（Y）与自变量（X）后，则可以根据实验数据建立两个变量 X、Y 的直线方程，阐明其中的函数关系，得到的经验公式可以由 X 值推算 Y 的数值，此过程称为直线回归分析。回归方程一般为：$Y = a + bX$，其中 a 是截距，斜率 b 被称为回归系数。回归系数的假设检验可用方差分析（one−way−ANOVA）或 $t$ 检验。直线回归的类型可分为Ⅰ型回归（因变量 Y 服从正态分布，自变量 X 为控制变量）、Ⅱ型回归（双变量 X、Y 都服从正态分布）。

### （二）直线相关

根据实验数据建立的两个变量 X、Y 之间如果存在直线相关关系，那么确定是正相关（positive correlation）还是负相关（negative correlation）以及相关程度（degree of relationship）如何，可应用相关分析。

（1）矩相关分析（pearson correlation）　用于双变量正态分布（bivariate normal distribution）资料。对于相关关系的定量描述（相关分析）往往用相关系数（$r$，correlation coefficient）来表示。具有直线关系的两个变量间相关关系的密切程度与相关方向的指标，其假设检验一般用 $t$ 检验。

（2）秩和相关分析（spearman correlation）或 spearman 等级相关（rank corelation）用于不服从双变量正态分布而不宜做积矩分析、总体分布型未知或原始数据用等级表示的数据。它是用等级相关系数来说明两个变量间相关关系的密切程度与相关方向。其假设检验用秩和检验。

# 附录7　网络医学信息资源及搜索引擎

Internet 上许多站点提供医学主题指南和搜索引擎，对于网络资源的选择往往依据专业知识的需要。网络医学文献主要有 4 种形式：①网页形式；②PDF 格式；③CAJ 格式；④VIP 格式。除网页格式以外，其他均需要特定的阅览器方能阅读全文。

1．较具影响的综合性和专业性医学搜索引擎

（1）MedSite（http：//www.medsite.com）　　由美国 Medsite publishing 公司在 WWW 上建立的著名搜索引擎，收录范围主要以美国、加拿大为主，对其余国家部分收录。提供医学主题的分类目录浏览和站点检索的功能。把网上资源分为 12 个主要类目供用户逐层浏览查找相关医学信息，还提供关键词检索站点和全文检索功能。

（2）MED guide（http：//www.medguide.net）　美国 AVICOM 公司建立的生物医学信息资源搜索引擎，提供网站检索和全文检索功能，支持多个关键词之间的布尔逻辑 and 和 or 的运算。

（3）Health A to Z（http：//www.healthatoz.com）　美国 Medical Network 公司建立，其分类目录按医学学科的性质特点划分，成多级结构。一级目录主要是医学大分支学科和专题的名称。二级目录则是临床和基础具体学科的名称和限制性主题。三级目录是资源组织类型的名称。

2．其他搜索引擎

Med Explorer（http：//www.medexplorer.com）

Med Web（http：//www.medweb.emory.edu）

Med Engine（http：//www.themedengine.com）

Medical Matrix（http：//www.medmatrix.org）

3．较具影响的综合性和专业性医学网站

（1）PubMed（http：//www.ncbi.nlm.nih.gov）　　由美国国立医学图书馆提供，内容涉及生物、医学的各个领域。

（2）美国国立卫生研究院（http：//www.nih.gov）。

（3）世界卫生组织（http：//www.who.int）。

（4）中国生物医学文献数据库（CBM）（http：//cbmwww.imicams.ac.cn）。

（5）中文期刊数据库（www.cnki.net）。

（6）37℃ 医学网（www.37c.com.cn）

（7）万方数据公司的中国学位论文数据库（www.wanfangdata.com.cn）。

（8）国家科技图书文献中心（www.nstl.gov.cn）。